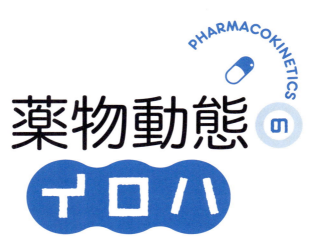

薬物動態のイロハ

加藤基浩 著

南山堂

序

　この本は，薬物の吸収・分布・代謝・排泄の薬物動態全般についての入門書です．薬物動態というと数式が多くてよくわからないと思われる方も多いと思います．心配ご無用です．本書では数式は用いません．数式が多いのは薬物速度論で，薬物動態の1つの分野です．薬物動態パラメータについては説明をしますが，基本的に本書では薬物速度論は取り扱いません．薬物速度論はその薬物の特性を理解するために必要な知識であり，投与設計するために重要な学問です．しかし，それだけではありません．本書では，薬物動態の概念を理解していただきたいと思います．

　みなさんは，「この薬はグレープフルーツジュースでのんではいけない」とか，「この薬は眠くならない」とか，「この薬は食後にのんでください」とか，聞いたことがありませんか？こういったことはすべて薬物動態に関係した事柄です．さらに，人によって薬の効き方が違うということも知っていると思います．これも薬物動態が影響しています．同じ投与量でも，血中濃度が違い，ある人には10mgの錠剤でよく効いても，ほかの人には20mg必要となったりします．

　薬物動態は医薬品の適正使用のために重要な知識なのですが，一般的には，その認知度はそれほど高くないように感じています．そこで，薬物動態全般の入門書を執筆しました．

薬物動態の概念を理解してもらうため，2010〜2012年に日本において新規に承認された経口剤のインタビューフォームあるいは添付文書の情報を調べました．これらのまとめは，あくまで薬物動態を理解してほしいためのものであり，1つひとつの薬物について述べているわけではありません．また記載のされ方も整合性が完全にあるわけではないので，筆者の基準で判断して不採用としている情報もあり，すべての情報が掲載されているわけではないことにも注意してください．薬物動態の相場観がわかってもらえればと思います．

　入門書の位置づけで執筆しましたが，筆者の切り口で記載していますので，わかりづらいとか誤解を与える表現があるかもしれません．それは筆者の能力の至らなさのためであり，お許しください．薬物動態を勉強する第一歩として本書を利用していただければ幸いです．

　最後に本書の出版をご快諾いただきました南山堂編集部に感謝いたします．

　2015年 初冬

加 藤 基 浩

目次 contents

略語一覧表 ………viii

1 薬物動態の基礎　1
① 薬物動態とは ………1
② アルコールの体内動態を例として ………3
③ 薬物動態の考え方の基本は水と油 ………5

2 薬物動態パラメータ　13
① 血中濃度と血漿中濃度 ………13
② 薬物動態パラメータ ………14
③ バイオアベイラビリティ ………15
④ 単回投与と反復投与 ………17
⑤ 有効濃度と半減期 ………19
⑥ 市販薬による薬物動態パラメータの相場観 ………21

3 吸　収　25
① 経口剤の吸収 ………25
② 薬をいつのむのか？― 食前・食後・食間 ………27
③ 溶　解 ………30
④ 吸　収 ………33
　a ありのままの膜透過 ………33
　b トランスポーターという名の運び屋，追い出し屋 ………34

⑤ 溶解性と膜透過によるグループ分け ……… 38
⑥ 初回通過代謝 ……… 40
⑦ プロドラッグ ……… 43
⑧ 非線形性 ……… 44

4 分 布　47

① 血流による運搬 ……… 47
② 分布容積 ……… 49
③ タンパク結合（血漿中, 組織中）……… 51
④ トランスポーター ……… 54

5 代 謝　59

① 薬物の2つの代謝反応 ……… 60
② 代謝はどこで起きるか？ ……… 63
③ 代謝反応の種類 ……… 64
　a 酸化反応 ……… 64
　b 還元反応 ……… 66
　c 加水分解反応 ……… 67
　d グルクロン酸抱合反応 ……… 67
　e その他の代謝反応 ……… 68
④ 代謝酵素 ……… 68
　a ミクロソームの酵素 ……… 68
　　1）シトクロムP450（CYP）……… 68
　　2）フラビン含有モノオキシゲナーゼ（FMO）……… 73
　　3）グルクロン酸転移酵素 ……… 74
　　4）エステラーゼ ……… 74
　b サイトソールの酵素 ……… 74
　c その他の酵素 ……… 75

6 排　泄　77

① 排泄経路 ………77
② 尿中排泄 ………80
③ 腎障害患者での薬物動態 ………85
④ 胆汁中排泄 ………87

7 薬物間相互作用　91

① のみ合わせ ………91
② 薬物間相互作用の2つのパターン ………92
③ 代謝酵素の阻害と誘導 ………94
　　a 代謝酵素の阻害 ………94
　　b 代謝酵素の誘導 ………95
④ トランスポーター阻害 ………96
⑤ タンパク結合の阻害 ………97
⑥ 実際の相互作用の例 ………97

付録 ─ 薬剤情報　105

1　1日の投与回数 ………105
2　異なる含量の製剤数 ………105
3　製剤の種類 ………106
4　製剤の大きさ ………107
5　製剤の重量 ………108
6　薬物動態試験の被験者数 ………109

参考図書 ………110
索　　引 ………111
著者紹介 ………114

略号一覧表

薬物動態パラメータ

AUC	血漿中濃度－時間曲線下面積
Cmax	最高血漿中濃度
CL	全身クリアランス
CLh	肝クリアランス
CLr	腎クリアランス
EM	代謝の速い人
F	バイオアベイラビリティ
Fa	吸収率
Fg	小腸アベイラビリティ
Fh	肝アベイラビリティ
fu	非結合型分率
GFR	糸球体ろ過速度
PM	代謝の遅い人
Q	血流速度
$t_{1/2}$	半減期
Tmax	最高血漿中濃度到達時間
Vd	分布容積

代謝酵素

ADH	アルコール脱水素酵素
ALDH	アルデヒド脱水素酵素
AO	アルデヒド酸化酵素
CES	カルボキシルエステラーゼ
CYP	シトクロムP450
FMO	フラビン含有モノオキシゲナーゼ
MAO	モノアミン酸化酵素
UGT	グルクロン酸転移酵素

トランスポーター

ABC	ATP binding cassette
BCRP	breast cancer resistance protein
MATE	multidrug and toxin extrusion
MRP2	multidrug resistance associated protein 2
OAT	organic anion transporter
OATP	organic anion transporting peptide
OCT	organic cation transporter
P-gp, MDR1	P糖タンパク質, multidrug resistance 1
SLC	solute carrier

その他

AGP	α_1-酸性糖タンパク質
BCS	biopharmaceutics classification system
CV	変動係数
Do	Dose Number
EMA	欧州医薬品庁
FDA	米国食品医薬品局

1 薬物動態の基礎

1 薬物動態とは

　「薬物動態」という言葉を聞いて皆さんはどう思うでしょうか？　これは言葉のとおり「クスリ」の「体の中での動く様」のことです．図1-1 に一般的なのみ薬の体内動態について示しました．

　薬は口からのんで胃，小腸を通り，大部分は小腸で吸収され，血液によって運ばれ，肝臓と肺を通って心臓に行き，全身に運ばれます．全身に運ばれた薬物は，肝臓で代謝されたり，腎臓から排泄されたりして体の中からなくなります．この薬物の動きのことを「薬物動態」といいます．薬物動態のそれぞれの過程を，吸収（Absorption），分布（Distribution），代謝（Metabolism），排泄（Excretion）といいます．この英語の頭文字をとって，一般的にADME（アドメ）と呼ばれます．ほかにも「薬物動態」を「Pharmacokinetics（PK）」や「Drug metabolism & Pharmacokinetics（DMPK）」と呼ぶこともあります．薬物の動きを速度論で扱う学問がPharmacokineticsですので，PKというと，狭義の薬物速度論のことをいっているのか，広義の意味で薬物動態全般をいっているのか，前後関係やその内容から判断しなければならないこともあるため，PKという言葉は使い方に注意が必要です．略

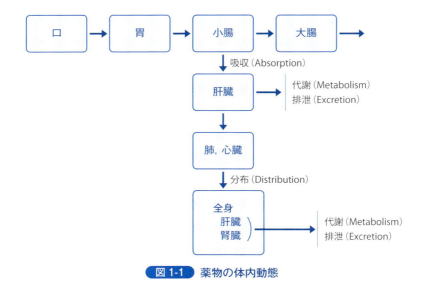

図1-1 薬物の体内動態

している場合は，ADMEあるいはDMPKがよいでしょう．

では，この「クスリ」の「体の中での動く様」の学問が薬の使い方にどのように影響しているのでしょうか？ いくつか例を挙げてみます．

・「この薬は1日1回食後にのんでください」「この薬は1日1回，食前1時間前か食後2時間空けてのんでください」「この薬はグレープフルーツジュースとは一緒にのまないでください」「この薬は牛乳ではのまないでください」：これらは吸収に関しての話です．
・「この薬は今までの薬よりも眠くなりにくいです」：これは，分布の話です．
・「高齢者では肝機能や腎機能が低下するので適宜減量してください」：これは代謝，排泄の話です．
・「この薬は1日1回のんでください」「この薬は1日2回に分けてのんでください」：これは，薬の持続時間の話で，分布と代謝，排泄の組み合わせにより半減期が決まります．
・アレルギー，発がん性，肝障害にも代謝や排泄が関与していることがあります．

このように薬物動態は，効果や副作用に大きく影響し，薬の適切な使い方に大きく影響します．人によって効果，副作用の出方が違う原因の1つに薬物動態の個体差があります．薬物動態を知ることは，創薬，開発，臨床現場のいずれにおいても大切なことです．薬物動態はその薬の特性ですから性質が悪いからといって直すことはできません．悪い特性をなくした新しい薬を創るしかないのです．先の例ですと眠くなりにくい薬物が開発されています．創薬段階では薬物動態特性のよいものを選択することが重要です．臨床開発では，薬物動態特性を把握し，適切な用法・用量を設定することが重要です．市販後は，薬物動態特性を考慮した適切な使用が重要です．

2　アルコールの体内動態を例として

　まずは身近な話から始めたほうがわかりやすいと思いますので，お酒の話からします．
　アルコールは脳に作用しますので，ある意味薬と同じです．お酒をたくさん飲んで記憶をなくす人もいれば，全く飲めないという人もいます．筆者はお酒が強いほうではありませんが，全く飲めないわけでもありません．飲み過ぎると気持ちが悪くなるので，たくさんは飲めないのです．そこで，ちょっと家で実験をしたくなりました．アルコール濃度5％のお酒500mLを5分間かけて飲み，それから15分間隔で呼気中アルコール濃度をアルコールセンサーで測ってみました．それと同時に血圧と脈拍も測りました．
　図1-2 にそのときの呼気中アルコール濃度から血中アルコール濃度へと変換したものと血圧の変化を示しました．血中濃度は飲んでから15分，30分ではほぼ同じ濃度で，それ以降低下していきます．こういった時間とともに体の中で変化していくことを研究することが薬物動態なのです．
　お酒のアルコールはエチルアルコールまたはエタノールといいます．エタノールが消化管から吸収されて，体中に回ります．この過程が吸収と分布です．**図1-2** の結果からすると，アルコールを飲んで30分でほぼ吸収が

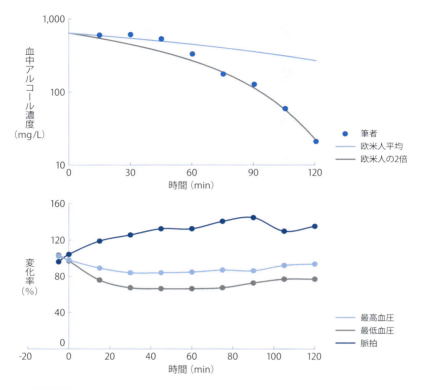

図1-2 ビール飲酒（エタノールとして 25g）後の血中アルコール濃度推移と血圧および脈拍の変化率

終わり，それ以後，代謝により減っています．エタノールは尿に少し排泄されますが，ほぼ代謝によってなくなります．エタノールは主にアルコール脱水素酵素（ADH）でアセトアルデヒドに代謝され，アセトアルデヒドはアルデヒド脱水素酵素（ALDH）により酢酸へ代謝されます（ **図1-3** ）．

図1-2 の上図の── は欧米人の平均的な血中アルコール濃度推移をシミュレーションしたものです（Goodman & Gilman の薬理書[1]に記載されているパラメータによりシミュレーション）．筆者の血中アルコールの濃度推移はちょうど平均値の２倍の代謝能力を仮定するとよく一致します．アルコールの代謝能力が普通の人よりも大きいので，その代謝物であるアルデヒドが

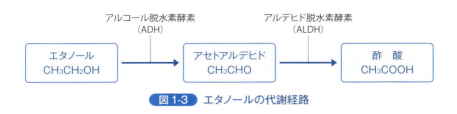

図 1-3 エタノールの代謝経路

早く，たくさんできていると考えられます．飲酒により血圧が下がる，心拍数が上がるという作用は，このアルデヒドが原因であると考えられます．日本人はADH，ALDHともに遺伝的に変異している人が多くいます．ADHは代謝活性が大きくなる変異が，ALDHは，逆に代謝活性が小さくなる変異が日本人では多くみられます．代謝が速い人を extensive metabolizer（EM），代謝が遅い人を poor metabolizer（PM）といいます．筆者はADHのEMであることが呼気中アルコール濃度推移の結果からわかります．アルデヒドの測定はしていませんが，ALDHの活性が低くアルデヒドの代謝が遅いため，アルデヒドの副作用が出ているのだと思われます．

　お酒が飲めない多くの人はアルデヒドの代謝活性が低い人といわれており，呼気中アルコールの濃度を同じにした場合の反応低下には差がないことがわかっています[2]．エタノールの効果に違いがあるわけではなく，エタノールの代謝に個体差があり，強い人，弱い人がいるわけです．薬も同様に薬物動態の違いにより効く人，効かない人，副作用が現れる人，現れない人が出てくる可能性があります．感受性の違いと思っていたことが，実は，薬物動態の違いということで説明できるかもしれないのです．

3 薬物動態の考え方の基本は水と油

　薬物動態を理解するために大事なことは，生体は油好きの油嫌いということです．とても矛盾することなのですが，これが基本です．

われわれの体の大部分は水と油でできています．核酸やタンパク質といった有機物，骨や鉄などの無機物もありますが，多くは水と油です．われわれの体は細胞の集合体であり，細胞膜はリン脂質でできています．つまり油です．水と油は混ざらないということは皆さんご存知のことと思いますが，この油にも水と親和性の高い部分と低い部分があり，水と親和性の高い部分が水側に向いている脂質二重層という形で細胞膜はできています（ 図1-4 ）．

　細胞膜が細胞外と細胞内の水を隔てています．この細胞膜を通らないと細胞の内部に入っていけません．薬物はまず水に溶け，小腸の生体膜に接すると油のほうが溶けやすいので，細胞膜に移ります．これを分配といいます．細胞膜に分配した薬物は細胞内の水に分配し，つぎに血管側の細胞膜に分配し，さらに血管の水に分配して体内に入っていくことになります．油に溶けないと，生体膜への分配が起きず，吸収されないことになります．水に溶けやすい薬物は生体膜を通過できず，吸収されないため静脈内投与で使われています．体に入った薬物は，水に溶けやすい形に代謝して，体外に排出されます．油に溶けやすいままだと体内にずっと留まってしまい，

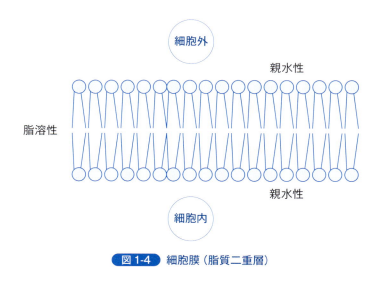

図1-4　細胞膜（脂質二重層）

蓄積して毒性が出てくることがあるので，体から積極的に出そうと働くわけです．これが，油嫌いという意味です．この考えが基本です．

　ここで少し言葉の使い方について説明します．

　油に溶けやすいことを「脂溶性が高い」とか「疎水性が高い」といいます．油に溶ける性質とか水を嫌う性質という意味です．また，水に溶けやすいことを「水溶性が高い」とか「親水性が高い」といいます．さらに「極性が低い」とか「極性が高い」という言い方もします．極性とは電荷の偏りがあることを意味しています．

　水は2つの水素（H）と1つの酸素（O）からできています．酸素に電子が偏っています．また，H^+とOH^-のイオンに分かれます．同様に水酸基 $-OH$ も $-O^-$ になったり，OHのままでも電荷に偏りがあったりするので，こういった官能基を極性基ともいいます．極性基は水に溶けやすく，油に溶けにくい性質があります．逆相液体クロマトグラフィーで使われるカラムには脂溶性の高い樹脂が詰まっているので，脂溶性が高いものが長く留まります．逆に，極性が高いものは保持されないので早く溶出します．カラムから早く出てくるものを極性が高いとか，遅いものを極性が低いとか聞いたことがあると思います．

　一般的に脂溶性の指標として油水分配係数が使われています．1-オクタノール（n-オクタノールと書かれることもあります）と水の分配比（1-オクタノール／水分配係数）です．　図1-5　に示したように，水とオクタノール

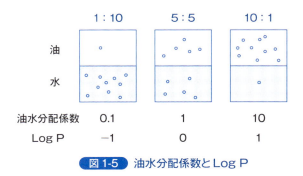

図1-5　油水分配係数とLog P

（油）は混ざりません．化合物を水，オクタノールのどちらかに溶かして混ぜて放置しますと，水とオクタノールが分離します．水とオクタノールの濃度を測って，その比を求めます．濃度が水10，オクタノール1の場合，分配係数は1，水1，オクタノール10の場合，分配係数は10となります．この値を対数で表したものをLog Pと呼びます．分配係数1,000は，Log P＝3となります．これは分子型の分配係数として使われることが多いのですが，薬物はOHやNH$_2$といった官能基をもっており，水溶液のpHによってイオン化します．イオン化したほうが水に溶けやすくなり，油に溶けにくくなります．分子型のものが生体膜に分配し，透過すると考えられています．これをpH分配仮説といいます（図1-6）．したがってpHによって分配比も変わりますので，そのpH時の分配比で考えることも多々あります．水溶液のpHによる分配係数の対数値をLog Dと表すこともあります．本書では，pH7.4の際の分配係数の対数変換値をLog D（pH7.4）と記載します．

　脂溶性が薬物動態に大きく影響します．脂溶性が高くなると水溶性が低くなるということは容易に想像できます．図1-7に42薬物の脂溶性と溶解性の関係を示しました．インタビューフォームに記載されているLog PまたはLog D（pH7.0 or 7.4）を用いています．溶解度は，記載されている場合はその値を，いない場合は表1-1に示している「溶けやすい」などの水に対する溶解性の指標の低い値を溶解度として示しています．例えば「溶

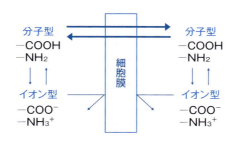

図1-6　薬物の分子型，イオン型による細胞膜透過性

けやすい」は，溶質1gを溶かすに要する溶媒の量が1mL以上10mL未満ですので，100mg/mLとしています．「ほとんど溶けない」は0.1mg/mL以下でいくつかわからないのですが，0.01mg/mLとしています．溶解度としていますが，本当の溶解度ではないことに注意してください．取り上げている薬物は，すべて経口投与剤です．脂溶性が高いと溶解性が悪くなるという傾向は読み取れると思います．

Log Pは，−1.34〜5.3の範囲です．大体これくらいが，経口剤の脂溶

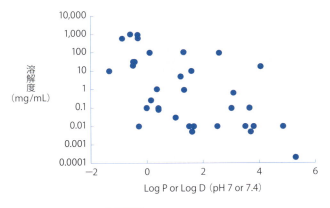

図 1-7 脂溶性と溶解度の関係
「ほとんど溶けない」は0.01mg/mLとしてプロット．

表 1-1 溶解性の指標

用　語	溶質1gまたは1mLを溶かすに要する溶媒量		溶解度
きわめて溶けやすい		1mL未満	1g/mL以上
溶けやすい	1mL以上	10mL未満	0.1〜1g/mL
やや溶けやすい	10mL以上	30mL未満	0.033〜0.1g/mL
やや溶けにくい	30mL以上	100mL未満	10〜33mg/mL
溶けにくい	100mL以上	1,000mL未満	1〜10mg/mL
きわめて溶けにくい	1,000mL以上	10,000mL未満	0.1〜1mg/mL
ほとんど溶けない		10,000mL以上	0.1mg/mL以下

性の範囲のようです．少し古い話ですが，リピンスキーという研究者が，臨床試験が行われた薬の候補化合物を調べて，経口剤になりやすいルールを報告しています[3]．そのルールが，5に関連した数字で示されているのでルール・オブ・ファイブ（rule of five）といいます．その1つにLog Pが5以上の化合物は薬になりにくいというものがあります．また，分子量も500を超えるとなりにくいというものもあります．ちなみに今回扱っている薬物で分子量500以上のものは3つです．分子量500を超える薬物のバイオアベイラビリティ(F)を 図1-8 に示しました．分子量500以上は1個しか図示していませんが，これは，残り2つのFが記載されていなかったからです．この図を見ても分子量500以上のFはよくないようで，ルール・オブ・ファイブのルールに合っているようです．

脂溶性は溶解性や膜透過以外にも薬物動態に大きな影響を与えます．図1-9 に例として脂溶性と尿中排泄率，タンパク結合率の関係を示しました．脂溶性が低いほど尿に出やすく，血漿タンパク結合が低いということを表しています．脂溶性の高い薬物は，脂溶性が低い代謝物へ代謝して，体内から排泄しようとするのです．水と油の関係が基本であることをなんとなくでも理解していただけたでしょうか．本書ではいたるところに脂溶性の話が出てきます．それだけ薬物動態に影響する要因ということです．

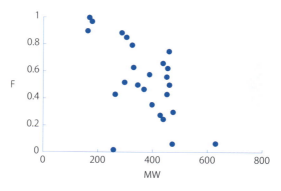

図1-8 分子量（MW）とバイオアベイラビリティ（F）との関係

1 薬物動態の基礎

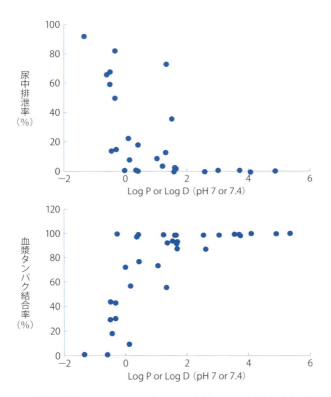

図1-9 脂溶性と尿中排泄率，血漿タンパク結合率との関係

参考文献
1) グッドマン・ギルマン薬理書 下巻—薬物治療の基礎と臨床 10版（高折修二他監訳），廣川書店，2003.
2)「低濃度のアルコールが運転操作等に与える影響に関する調査研究」科学警察研究所交通安全研究室（http://www.npa.go.jp/koutsuu/kikaku/insyuunten/kakeiken-kenkyu.pdf）
3) Lipinski CA, Lombardo F, Dominy BW, Feeney PJ : Experimental and computational approaches to estimate solubility and permeability in drug discovery and development settings. Adv Drug Deliv Rev, 46 (1-3) : 3-26, 2001.

2 薬物動態パラメータ

1 血中濃度と血漿中濃度

　この章では薬物動態パラメータについて説明します．
　医療関係者の方は，血漿中濃度推移の図や薬物動態パラメータをみることが多いと思います．血中濃度ではなく血漿中濃度です．薬は血液によって運ばれるので，血中濃度のほうがよいのですが，実際に測定するのは血漿中濃度です．血漿とは血液の赤血球，白血球といった血球以外の液体の部分をいいます．　図2-1　に示しましたが，血液にヘパリンやクエン酸ナトリウムといった抗凝固剤を加えて，血液が固まらないようにした状態で，遠心すると血球が沈殿します．その上の液体部分が血漿です．薬物は血球にも分布しますので，血中濃度と血漿中濃度は同じではありませんが，一定の比率になっていると考え，血漿中濃度を使います．ほかに血清中濃度というのもあります．これは抗凝固剤を加えず，凝固させた後，遠心して得られた上清部分で，血漿の凝固系のタンパク質がなくなったものと考えればよいでしょう．

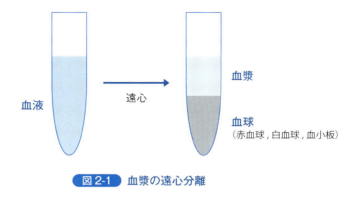

図2-1　血漿の遠心分離

2 薬物動態パラメータ

　薬をのんだ後の血漿中濃度推移と薬物動態パラメータについて説明をしていきます．

　図2-2，表2-1を見てください．薬をのむと薬物が吸収され血漿中濃度が増加していきます．最高濃度になった後，今度は減少していきます．最大値が最高血漿中濃度で一般的にCmaxと略されます．この最大値になった時間を最高血漿中濃度到達時間といい，Tmaxと略されます．一般論でいうとTmaxが早い薬物は吸収がよいといえます．薬物の濃度が半分になる時間を半減期といい，$t_{1/2}$と略されます．半減期が長いほど薬物は体内に長く留まります．時間と血漿中濃度で囲まれる面積を血漿中濃度－時間曲線下面積（area under the plasma-concentration time curve）といい，AUCと略されます．AUCは同じ投与量であれば大きいほど体内からなくなりにくいといえます．表2-1にはありませんが，このほかに分布容積（Vd）というパラメータがあります．これは血漿換算した薬物の容積です．例えば体内に薬物が10mgあったとして血漿中濃度が100ng/mLとすると，分布容積は100,000mLということになります．

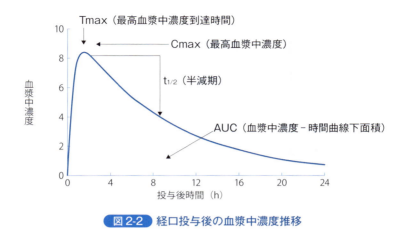

図2-2 経口投与後の血漿中濃度推移

表2-1 薬物Aを10mg健康成人に経口投与したときの薬物動態パラメータ

T_{max} h	C_{max} ng/mL	AUC ng・h/mL	$t_{1/2}$ h
1.5±0.3	8.4±1.5	86.6±21.1	6±1

Mean±SD (n=5)

 バイオアベイラビリティ

　バイオアベイラビリティ（bioavailability，生物学的利用率）には量と速度の2つの話があります．本書では量のバイオアベイラビリティについて説明します．筆者の経験では，バイオアベイラビリティというと量の意味で使われることがほとんどです．先発医薬品と後発医薬品（ジェネリック医薬品）の同等性試験では量，速度ともに評価され，AUCとCmaxが評価対象になっています．

　さて，改めて量のバイオアベイラビリティについて説明します．これは経口投与された薬物の循環血に現れた割合をいいます．バイオアベイラビ

リティはFと略されることが多いのですが，BA（ビーエー）とも呼ばれます．会話で使われる場合は，筆者を含め，ほぼ100％「ビーエー」といいます．論文ではFが多く使われています．本書ではFで示します．

　静脈内投与のように循環血に直接投与すれば，100％循環血に入ります．Fは100％です．そこで，静脈内投与の際のAUCを100％として，経口投与の際のAUCとの比からFを計算します．これを絶対的バイオアベイラビリティ（絶対的F）といいます．製剤間の比較の際は，標準薬のAUCを100％として，標準薬との相対値として求めます．これを相対的バイオアベイラビリティ（相対的F）といいます．ややこしい話になりますが，筆者は単に「ビーエー」と聞くと絶対的Fと認識します．立場により言葉の使い方が変わるので，初心者の方にとっては難しいかもしれません．

　絶対的Fについてさらに説明します．

　薬物が消化管から100％吸収されても，Fは100％とは限りません．循環血にたどり着くまでに小腸，肝臓で代謝されるかもしれません．Fには3つの要因が影響します（ 図2-3 ）．1つは吸収率です．消化管から吸収される率のことで，Faと略される場合が多いです．残りの2つは小腸と肝

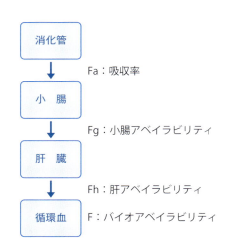

図2-3　バイオアベイラビリティについて

臓での代謝です．小腸には代謝酵素も存在しており，代謝により門脈血へ移行する量が減る薬物もあります．小腸，肝臓を1回通過する率をそれぞれ小腸アベイラビリティ，肝アベイラビリティといい，Fg, Fhと略されます．吸収の際の最初の代謝なので，この代謝を初回通過代謝，あるいは初回通過効果といいます．ほとんど代謝されなければ，Fg, Fhともに1ですが，代謝されやすい薬物では，1よりも小さい数字になります．Fは，Fa, Fg, Fhの積であり，これらのどれかが小さいとFは小さくなります．Fが小さい原因がなくなって，Fが大きくなることがあります．例えば，グレープフルーツジュースです．グレープフルーツジュースは小腸の酵素を阻害するので，Fgが大きくなってCmax, AUCの増加がみられる薬物があります．Fが大きいか小さいかの情報は重要です．Fが10％の薬物のFを100％にできたら投与量は1/10ですみます．安全性だけでなく経済面でもメリットがあります．

もう1つ，Fが小さいと個体差が大きいという報告があります[1]．**図2-4** を見てください．Fが小さい薬物は，Cmax, AUCの個体間変動（CV＝標準偏差/平均値×100％）ともに大きくなる傾向がみてとれます．平均値の前後2倍の範囲に9割の人が入るのが大体CV値として40％です．低Fの薬物で40％以上の個体間変動がみられています．個体差が大きいと同じ量をのんでも効く人と効かない人が現れます．副作用が現れる人がいるかもしれません．人によってのむ量が変われば，製剤も複数の用量を用意することになるかもしれません．Fが高い薬物の開発は企業にとっても患者にとってもよいことばかりですので，Fの高い薬物の開発が望まれます．

単回投与と反復投与

多くの薬は単回投与でなく反復投与で使われます．単回投与とは1回だけの投与のことで，**図2-2** の推移は単回投与のものです．1回だけですむ薬というのは頭痛薬などのようにそのときだけ使う薬のことです．血圧

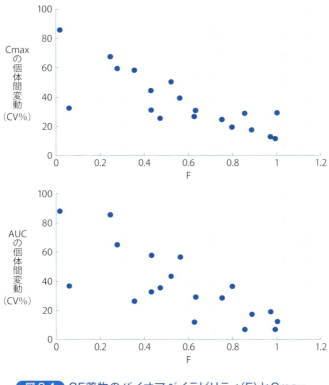

図2-4 25薬物のバイオアベイラビリティ（F）とCmax, AUCの個体間変動との関係

　の薬やコレステロールを下げる薬などはずっとのみ続けます．このように繰り返しのむことを反復投与といいます．繰り返しのむので半減期によっては，だんだん体に蓄積していきます．

　図2-5 は1日2回投与した場合の血漿中濃度推移です．反復投与すると，ある一定値になり変化しなくなります．これを定常状態といいます．薬の有効濃度を維持する目的で定常状態にします．血漿中濃度が一番低くなった際の濃度をトラフ値といいます．初回の最低濃度と定常状態での最低濃度との比を蓄積係数と呼びます．蓄積というと悪いイメージがあるかもしれませんが，**図2-5** のようにある有効濃度を維持するために意図的

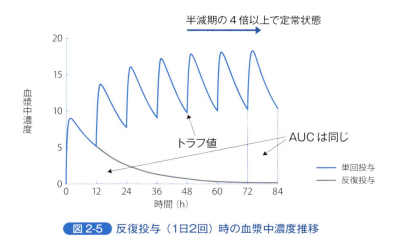

図2-5 反復投与（1日2回）時の血漿中濃度推移

に蓄積させます．定常状態における投与間隔のAUCは，単回投与の際の無限時間までのAUCと同じです．定常状態に達するまでの時間は同じ投与量なら半減期の4倍以上です．投与頻度は関係ありません．

有効濃度と半減期

　反復投与により有効濃度以上を保ちたいと考えた場合，半減期によって投与回数，投与量に違いが出てきます．有効濃度を1とし，それ以上の濃度を保つとした場合，半減期，投与回数により，**図2-6**に示すように血漿中濃度推移のパターンが異なります．

　半減期は6時間を中心に前後2倍の3時間と12時間と設定し，1日1回と2回でシミュレーションしました．半減期6時間で1日1回投与だとCmaxはトラフ値の12.7倍上げないと24時間にわたって1以上の濃度を保てません．1日2回ではどうでしょうか．この場合，3.9倍上げればよいことになり，高い濃度は必要ありません．

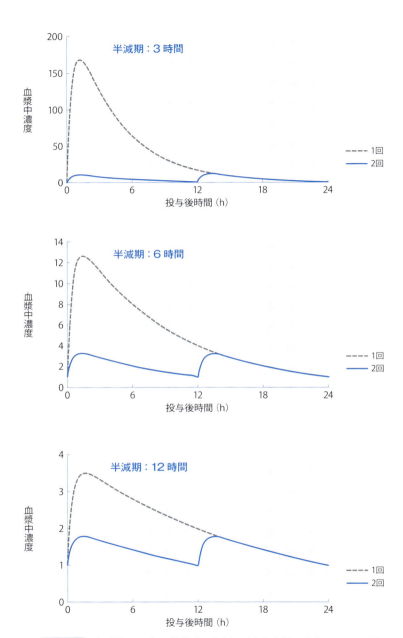

図2-6 半減期の異なる薬物を1以上の濃度を保つように1日1回または2回投与した際の血漿中濃度推移

1日の総投与量でみると1回のほうが2回よりも2.5倍多く投与することになります．この差は，半減期が12時間になると1.5倍と小さくなります．では，3時間ではどうでしょうか．1日1回と2回で総投与量は8.5倍違ってきます．2回投与の方がかなりよいことがわかります．ちなみに半減期3時間と12時間で1日1回の投与量の差は77倍です．半減期が短い薬物を1日1回投与にすると投与量が高くなるばかりでなく，Cmaxが高くなりすぎ，副作用のリスクも高くなる可能性が増します．血漿中濃度を維持するためには長い半減期が有利で，短い場合は投与回数を増やすことが有効です．ここは重要なのでもう少し説明します．

　半減期も個体差があります．平均値として6時間の半減期であっても人によっては4時間の人もいれば10時間の人もいます．半減期が短い人は代謝が早い可能性があります．そうするとCmaxも低くなり，効きにくくする原因になります．この薬物を効かないからといって投与量を増やしても，半減期が短いと余程多く投与しないと血漿中濃度を維持できません．逆に睡眠薬のように昼間まで眠くなるような長い半減期も困ります．薬物動態の理解が必要である理由は，適正な血漿中濃度のコントロールのためにあるのです．

6 | 市販薬による薬物動態パラメータの相場観

　実際の薬物動態パラメータがどれくらいの大きさなのか相場観をもってもらうために投与量と各パラメータとの関係を示しました（図2-7，図2-8，図2-9）．投与量は用法・用量に記載されている1回の投与量です．42薬物中1mg以下の用量のものが2つありましたが，範囲が広くなり過ぎるので図には示していません．中央値が20mgで，10〜100mgの用量の薬物が多いようです．AUC，Cmaxともに投与量との相関関係はみられますが，同じ投与量でも100倍以上違っている薬物があることもおわかりかと思います．半減期は投与量との間に相関関係はありません．1時間程

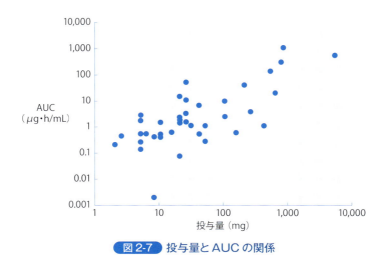

図 2-7 投与量と AUC の関係

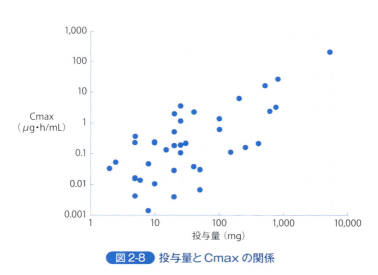

図 2-8 投与量と Cmax の関係

度の短いものもあれば 100 時間と長いものまであります．中央値は 8.3 時間です．CV 値は AUC や Cmax の CV 値よりも小さくほぼ 40％以下です（繰り返しになりますが，CV 値 40％は平均値の前後 2 倍の範囲に 9 割の人が入

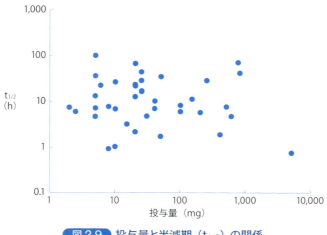

図 2-9　投与量と半減期（$t_{1/2}$）の関係

るという数字です）．50％を超える薬物も2つ（2/35）ありましたが，ほかの用量では20％程度ですので，半減期の個体差は小さいと思われます．半減期に大きな個体差を与える要因として，代謝酵素の遺伝子多型があります．遺伝子多型とは代謝酵素の遺伝子に変異があって，その酵素が発現しない（もっていない），または代謝活性が増加や減少することです．代謝酵素をもっていない人や活性が落ちている人がいるので，そういった人では半減期が長くなります．代謝酵素の遺伝子多型については，「5 代謝」で詳しく記載します．

　薬物動態パラメータについて簡単に説明してきました．記載内容は基本的な考え方のみです．実際に使いこなすには，もっと薬物速度論の勉強が必要です．薬物動態解析やシミュレーションは，薬物速度論の成書を参考にしてください．

参考文献
1) Hellriegel ET, Bjornsson TD, Hauck WW : Interpatient variability in bioavailability is related to the extent of absorption : implications for bioavailability and bioequivalence studies. Clin Pharmacol Ther, 60 (6) : 601-607, 1996.

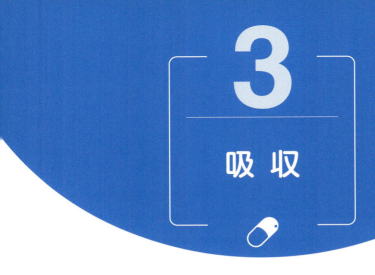

3 吸収

1 経口剤の吸収

　本書では，薬として最も多く使われている経口剤の薬物動態について説明します．

　経口剤とは，いわゆる「のみ薬」のことで，錠剤，カプセル剤，細粒剤，散剤，懸濁剤，シロップ剤など多くの剤形があります．薬物は，その安定性，崩壊性，溶解性など色々な特性から，それ単独でなく，色々な賦形剤が添加されて，さまざまな剤形として開発されます．

　製剤は胃や小腸で，まず錠剤が崩れてばらばらになったり，カプセルが溶けたりして，溶けやすい状態になります．これが崩壊です．崩壊後，溶解します．水に溶けた薬物が消化管から吸収されます（図3-1）．吸収を効率的に行うため，小腸はひだ状になっており，さらにそのひだに絨毛が存在し，吸収の表面積を大きくしています．また，さらに小腸細胞に微絨毛も存在し，単なる管に比べ，600倍も表面積を大きくしています（図3-2）．これは糖やアミノ酸といった栄養を効率よく取り込むために，吸収面積を広くしていると考えられます．

　小腸から小腸細胞に薬物が移行することを吸収といい，吸収された割合

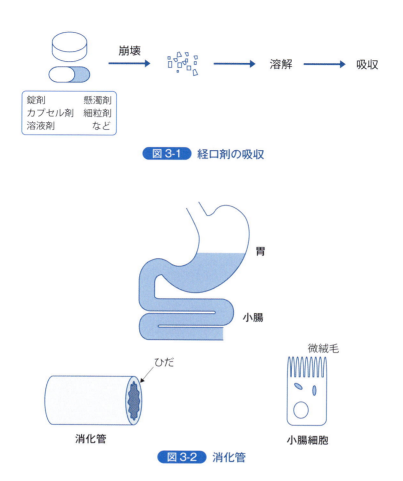

図 3-1　経口剤の吸収

図 3-2　消化管

を吸収率といいます．小腸で吸収された薬物は，肝臓を通り，心臓，肺を通って循環血に移行します．循環血に達した割合がバイオアベイラビリティです．吸収された薬物は，最初に小腸と肝臓を通過する際に代謝されて減ることもあります．これを初回通過代謝あるいは初回通過効果といいます．これは代謝ですが，循環血に至るまでを吸収過程と考え，初回通過代謝についても本章で説明します．

2 薬をいつのむのか？ ― 食前・食後・食間

吸収の話の前に，薬をのむタイミングについて説明していきます．

薬局に行って薬をもらう際，いつのむのか薬剤師の方に説明を受けていると思います．食前・食後・食間とか，朝夕，就寝前にのむなど，指示されます．こののむタイミングも添付文書に書かれています．糖尿病の薬では食事の前にのんで，血糖値が上がるのに備えます．睡眠導入剤では寝る前にのみます．これは効果に基づいた投与タイミングですが，薬物動態としての大きなイベントは食事です．食事を摂ると薬物の吸収に影響が出ます．そこで，食後あるいは食間にのむようにいわれます．食前とは食事を摂る大体 30 分以内，食後とは食事が終わってから 30 分以内，食間とは食後 2 時間以降といわれています．食間は食事と食事の間ことで，食事中のことではありません．食間とはいいますが，食事の影響を受けない時間のことですので，添付文書には食事の 1 時間以上前あるいは 2 時間以降と記載されています（図3-3）．

この食事の影響についてみていきましょう．図3-4 を見てください．食事によって変化する代表的なパターンです．図3-4A は食事により Tmax が延長し，Cmax が低下して AUC は変化しないという場合です．このケースでは，食事の影響を考慮しないことが多いです．図3-4B は食事

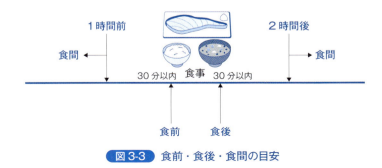

図 3-3　食前・食後・食間の目安

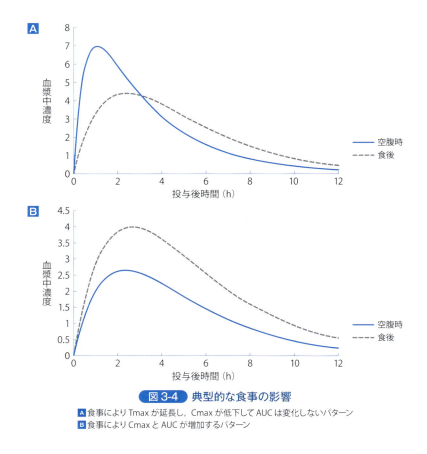

図3-4 典型的な食事の影響
A 食事によりTmaxが延長し，Cmaxが低下してAUCは変化しないパターン
B 食事によりCmaxとAUCが増加するパターン

によりCmaxとAUCが増加します．この場合は食事の影響がありとして，食後あるいは食間投与という指示が記載されています．食事により全く影響がない場合は，効果に関係なければ，食事に関する指示は記載されていません．食事によりCmax，AUCともに低下する場合もあり，この場合は食事の指示が記載されています．実際の食事の影響について 図3-5 に示しました．

食事を摂ると大部分の薬物のTmaxは空腹時に比べ延長しています．空腹時のTmaxが2時間よりも短い薬物のCmaxは低下する傾向がみえています．AUCはあまり変化していません．一般に吸収がよいといわれる薬物

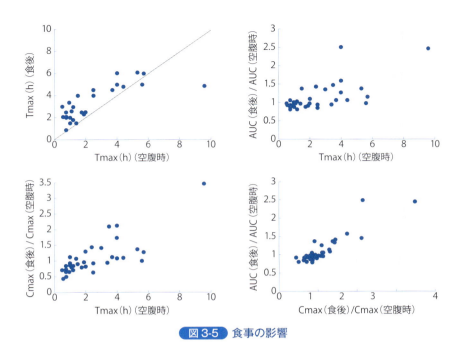

図3-5 食事の影響

は，早く溶けて，早く吸収が終わるので，Tmaxは2時間よりも小さい値です．食事を摂ると胃排泄が遅くなり，小腸へ行くまでに時間がかかるので，Tmaxが後ろに行きます．その遅くなった分，吸収速度が遅くなるのでCmaxが低下するというわけです．Tmaxが2時間よりも短い薬物はもともと吸収がよいと考えられるので，AUCは変わらないという現象になります．図3-4Aのパターンです．空腹時のTmaxが2時間以上の薬物では，変化しないものもありますが，CmaxとAUCの増加がみられているものもあります．CmaxとAUCともに増加していますので，吸収量の増加と考えられます．図3-4Bのパターンです．食事が薬物の溶解に影響したと考えられます．

薬物動態に影響があった，なかった，の判断はCmaxとAUCの平均値の比の90%信頼区間が80〜125%の範囲にあったかなかったかで行われることが多いです．統計的に有意差がある，ないとすると，例えば1.1倍でも

有意差があったりします．しかし1.1倍の差は実質的に効果に影響ないと考え，有意差でなく2割程度の差があったら影響ありとなっています．この基準は先発医薬品と後発医薬品（ジェネリック医薬品）との比較や薬物間相互作用の判定に使われます[1,2]．

　バイオアベイラビリティの項で説明しましたが，Cmaxは速度のバイオアベイラビリティとして使われます．Tmaxとともに吸収速度が変化するとCmaxも変化するので，これを指標にしています．Cmaxが空腹時の8割以下になっていてもAUCに変化がなければ，用法・用量に食事についての記載はないようです．AUCが上昇する場合は，食後とか食間の指示が記載されています．AUCが2倍違うということは，食後50mgと空腹時100mg投与したことが同じということですから，食後に投与したほうが効率的です．食事の影響をみる試験は，高カルシウム食や高カロリー食でも行われています．高カルシウム食ではCmax，AUCともに低下している例もあります．この場合は，食前後2時間を避けて空腹時に服用となっています．食事を気にせずにのむと，効かない，または副作用が出るということもあるので，用法・用量に従ってのむことが大切です．

3 溶　解

　実際の薬物の薬物動態パラメータと食事の影響を先に示しましたが，ここからはそれぞれの過程の説明をしていきます．薬物は，溶けなければ吸収されません．そこで，まず溶解性から説明します．

　「1　薬物動態の基礎」でも説明しましたが，溶けることが必要といっても生体膜を通過できないほど水溶性が高過ぎても吸収されないという矛盾があり，難しいところです．最高に溶ける濃度を溶解度といい，これが高ければよく溶けることになります．この溶解度はpHにより変わります．イオン化する薬物では，分子型よりもイオン型のほうがよく溶けるので，pHにより溶解度が変わります．胃では胃酸により酸性ですが，小腸では弱酸性〜

中性です．pHは部位により変わりますし，食事によっても変わります．

さらに溶解度は，温度によっても変わります．米国食品医薬品局（Food and Drug Administration：FDA）のガイダンス[3]では，溶解度は37℃でpHの範囲として1～7.5まで測定することを勧めています．溶解度は必ずしも添付文書やインタビューフォームに記載されていません．日本薬局方では20±5℃で30分以内に溶ける度合いを溶解性の指標として示しています（p.9 表1-1 参照）．1gの薬物を溶解させるために必要な溶媒の量を示したものです．溶解度の記載がない場合は，この溶解性を指標として考えることになります．

溶解性としては溶解速度も重要です．溶解度が同じであっても，溶解速度が異なれば，吸収速度も変わってきます．図3-6 に示すように，30分で完全に溶けるものもあれば，8時間でも溶けきれないというものもあります．小腸での平均的な滞留時間としては3または4時間がよく使われています．この間に溶けないと吸収されないことになります．薬物の結晶により溶解速度が異なることもありますが，早く溶ける結晶形を探したり，製剤を工夫して早く溶かして吸収に問題がないようにしています．

意図的にゆっくり溶かして持続的に吸収されるように工夫する製剤もあ

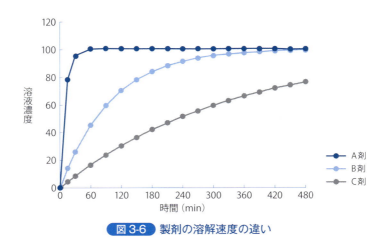

図3-6　製剤の溶解速度の違い

ります．この溶け方により，吸収速度に違いが出てきます．ゆっくり溶ければゆっくり吸収されます．そうすると Cmax が低く，Tmax が遅くなります．膜透過がよい薬であれば，胃で完全に溶けて小腸へ出ていった途端に吸収されるので，胃排泄の速度が吸収速度になります．早く溶ける定義としては 15 分で 85％ 以上溶けることを指標にしています．溶解度も高く，早く溶ける薬物であれば，剤形変更も比較的楽にできるでしょうが，溶けが悪く，早く溶けるように工夫した製剤ですと剤形を変えることにより，溶解速度が変わり，血漿中濃度推移も変わってしまうかもしれません．ジェネリック医薬品は，新薬と同じ成分ですが，製剤まで同じではありません．ですから，この溶け方に違いがないかも調べて，同じでないと承認されません．試験管内で行う溶出試験と実際にヒトに投与して確認する試験を行って同じかどうかを調べます．同じという基準は先に述べたように，Cmax と AUC の平均値の比の 90％ 信頼区間が 80 〜 125％ の範囲にあるかどうかです．2 割程度を許容範囲としています．

　溶解特性について説明してきましたが，これは，物性・製剤の分野の話が主になり，薬物動態特性ではありません．しかし，溶解特性により吸収速度，吸収時間，吸収率が影響されますので，薬物動態においても重要な話なのです．もう少しお付き合いください．

　これまで水への溶解性について説明し，溶けなければ吸収されないと解説してきましたが，脂溶性が高い，水に溶けにくい薬物でも生体でよく溶ける場合もあります．食事を摂ると胆嚢から胆汁が多く出てきます．胆汁の中には胆汁酸という界面活性剤があり，脂溶性の高い薬物も溶解させます．空腹時と食後で胆汁酸の量が違います．食事を摂ると胆汁酸が多く出て，消化管内での溶解性が上がり，空腹時よりも吸収率が上がる薬物があります．　図3-4B　は，このパターンです．食事の影響がここで出てきます．よく溶ける薬は，胆汁酸があろうとなかろうとよく溶けるので，吸収率は変化しません．食事を摂ると胃から腸への移行が遅くなるので，その分吸収速度が遅くなって，Tmax が遅くなり，Cmax が低下するという現象が起きていると考えられます．　図3-4A　のパターンです．溶解性は吸収に

とって重要な要因であることはご理解いただけたかと思います．

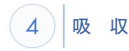

4 吸 収

　溶けた後の話に移ります．

　溶解した薬物が体内に吸収されます．吸収のメカニズムは大きく分けると２つです．細胞を通って吸収される経路（経細胞路）と細胞と細胞の間を通って吸収される経路（細胞間隙路）です（図3-7）．大部分は経細胞路による吸収になります．細胞間隙路による輸送は，細胞を通る必要がないので細胞膜を通過しにくい親水性の薬物も吸収されますが，細胞と細胞の隙間を通る経路ですので，ここを通過する薬物はそれほど多くなく，分子量が大きくなるとさらに通過しづらくなります．

a ありのままの膜透過

　主要な経路である経細胞路では膜透過が必要です．「1 薬物動態の基礎」でも説明しましたが，脂溶性が高い分子型の薬物が膜に分配して透過して

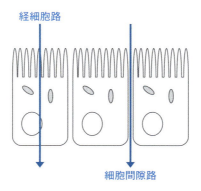

図3-7　消化管における吸収経路

> ○トランスポーターが関わらない輸送
> 　単純拡散　　濃度勾配に沿った輸送：エネルギーを必要としない

> ○トランスポーターによる輸送
> 　促進拡散　　濃度勾配に沿った輸送：エネルギーを必要としない
> 　能動輸送　　1次性能動輸送：エネルギーとしてATP*を使う
> 　　　　　　　2次性能動輸送：エネルギーとしては他の物質の輸送を利用

*ATP：アデノシン三リン酸

図3-8　吸収メカニズム

いく最も単純な経路です．濃度が高いところから低いところに向かっていく単純拡散です（図3-8）．脂溶性が低いと膜透過ができません．トランスポーターが関わるような特別な機構がなければ，この単純拡散で吸収されます．膜透過の良し悪しが，吸収速度，吸収率の良し悪しに関わってきます．

b｜トランスポーターという名の運び屋，追い出し屋

　吸収されるためには，ある程度の脂溶性が必要なのですが，われわれが摂っている食物は，消化され，脂溶性のきわめて低いグルコースやアミノ酸になり，吸収されています．なぜ，脂溶性が低いグルコースやアミノ酸が吸収されるのか，それは消化管にそれら栄養物を吸収するためのトランスポーターがあるからです．トランスポーターは運搬者という意味で，日本語では輸送担体と呼ばれています．

　このトランスポーターによる輸送には2種類あります．促進拡散と呼ばれるものと，能動輸送と呼ばれるものです（図3-8）．促進拡散は濃度勾配に沿った輸送で，エネルギーを必要としません．能動輸送はエネルギーを使って運ぶ輸送です．能動輸送には1次性能動輸送と2次性能動輸送の2種類ありますが，ここでは説明を省略します．

3 吸 収

　トランスポーターは吸収ばかりでなく，分布，排泄にも働いていますので，同じトランスポーターが何度か出てきます．繰り返しが多くなりますが，ご容赦ください．

　このトランスポーターも大きく分けて2種類あります．細胞へ取り込むトランスポーターと細胞から薬物を排出するトランスポーターです（図3-9）．取り込みトランスポーターは薬物を取り込むわけですから，吸収を増やします．排出トランスポーターは入ってくるものを吐き出すわけですから，吸収を減らします．脂溶性が低い栄養物を吸収するのは，取り込みトランスポーターです．薬物の取り込みトランスポーターで代表的なものとしてはペプチドトランスポーター（PEPT1，SLC15A1）があります．アミノ酸が2つまたは3つ結合したペプチドをよく吸収するトランスポーターです．このトランスポーターは，β-ラクタム系抗生物質の一部をペプチドと認識して吸収するのに寄与しています．排出トランスポーターの代表としてはP糖タンパク質（P-glycoprotein，P-gpと略します）があります．P-gpはMDR1（multidrug resistance protein 1，ABCB1）とも略されます．これは抗がん剤が，効かなくなった細胞からP-gpがみつかったことに由来します．同様にがん細胞からみつかった breast cancer resistance protein（BCRP，

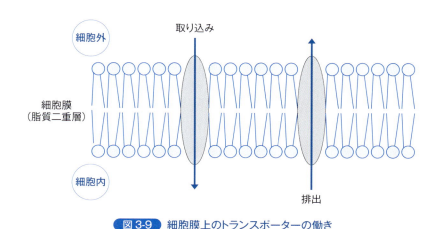

図3-9　細胞膜上のトランスポーターの働き

ABCG2), MRP2（multidrug resistance associated protein 2, ABCC2）が小腸に発現しています．がん細胞は，抗がん剤を細胞外に排出し，細胞内に入らないようにして抵抗性を示しているのですが，正常細胞も，これらのトランスポーターをもっていて，色々な薬物を排出して細胞内に入らないように働いています．膜透過する異物から生体を守るために働いているのです．しかし，この役目が働き過ぎると薬物はすべて排出されてしまうため，体内には入りません．つまり，吸収されません．薬となるには P-gp といった排出トランスポーターで運ばれないか，運ばれても単純拡散による吸収のほうが P-gp の排出作用よりも大きい場合です．P-gp は吸収に影響するため，最近は多くの薬物で P-gp 基質（基質とは，トランスポーターで運ばれるもの，代謝酵素で代謝されるもののことです）になるかどうかの検討をしています．

　2010 ～ 2012 年に承認された薬物で P-gp あるいは BCRP 基質であるとインタビューフォームに記載されているものは，全体の 1/3 ありました（図3-10）．残りの 2/3 は記載されていませんが，「記載されていないこと＝基質でない」というわけではありません．実験していても重要と考えられていないか，実験されていないかです．古い薬物は実験されていないこと

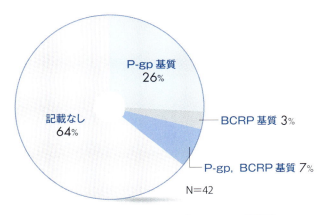

図3-10　インタビューフォームにおけるトランスポーターの記載状況

もありますが，最近ではほぼ検討されています．

　トランスポーターの代表例として PEPT，P-gp，BCRP を取り上げましたが，薬物の吸収に関わるトランスポーターは，ほかにも沢山あります．

表3-1 に代表的なトランスポーターを示します．トランスポーターは小腸以外にも発現しており，吸収以外にも，分布，排泄に関わっています．

表 3-1 トランスポーター一覧

		取り込みトランスポーター	
PEPT1	SLC15A1	peptide transporter	小腸
OATP1A2	SLCO1A2	organic anion transporting polypeptide	肝臓（血液側），小腸
OATP1B1	SLCO1B1		肝臓（血液側）
OATP1B3	SLCO1B2		肝臓（血液側）
OATP2B1	SLCO2B1		肝臓（血液側），小腸
OCT1	SLC22A1	organic cation transporter	肝臓（血液側）
OCT2	SLC22A2		腎臓
OAT1	SLC22A6	organic anion transporter	腎臓
OAT3	SLC22A8		腎臓
		排出トランスポーター	
P-gp	ABCB1	P-glycoprotein, MDR1 (multidrug resistance protein 1)	肝臓（胆管），小腸，脳，腎臓
BCRP	ABCG2	breast cancer resistance protein	肝臓（胆管），小腸，脳，腎臓
MRP2	ABCC2	multidrug resistance accociated protein	肝臓（胆管），小腸，腎臓
BSEP	ABCB11	bile salt export pump	肝臓（胆管）
MATE	SLC47A	multidrug and toxin extrusion	肝臓（胆管），腎臓

5 溶解性と膜透過によるグループ分け

　溶解性と膜透過性の2つが吸収に重要であることを説明してきました．水に溶けやすく，膜透過しやすい薬物は吸収率が高く問題ありません．水に溶けにくく，膜透過しにくいため吸収率が低くなる薬物もあります．これを溶解性と膜透過性で分類しようというのが BCS（biopharmaceutics classification system）です（図3-11）[3]．溶解性の定義として Dose Number（Do）というものを使います．臨床最高用量が水 250mL に溶けたとし，その濃度を溶解度で割った値です．250mL に完全に溶ければ，Do は1以下になりますし，溶けなければ，1より大きくなります．Do が1以下で 90% 以上吸収される膜透過がよい薬物を Class 1，Do が1よりも大きく，膜透過がよいものを Class 2，Do が1以下で，膜透過が悪い薬物を Class 3，Do が1よりも大きく，膜透過もよくないものを Class 4 というように分類します．図3-12 に臨床推奨用量を 250mL で割って，水に対する溶解度で割ったものと，吸収率（Fa）あるいはバイオアベイラビリティ（F）との関係を示しました．食事の影響のあったものとなかったものとを分けてプロットしています．溶けにくいもののほうが食事の影響を受ける確率が高いことがわかるかと思います．

	$Do \leq 1$	
	Class 1 高溶解性 高膜透過性	**Class 2** 低溶解性 高膜透過性
$Fa \geq 0.9$		
	Class 3 高溶解性 低膜透過性	**Class 4** 低溶解性 低膜透過性

図3-11　BCS 分類

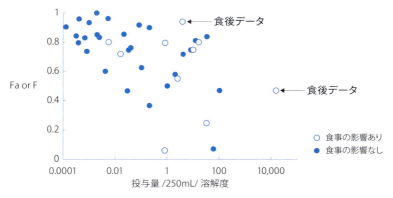

図3-12 薬物の溶解性と食事の影響との関係

　少し話がはずれますが，吸収率の求め方について説明します．

　吸収率と一言でいいますが，実はこの評価は結構難しいのです．^3H あるいは ^{14}C といった放射性同位元素で標識した薬物を投与して，尿中に90%出れば，90%以上吸収されたと判断できますが，残りの10%は吸収されたか，されていないのかわからないのです．100%吸収されていたとしても，尿中に排泄されず，胆汁中に排泄される場合もあります．糞中の未変化体を測定して，40%が未変化体だった場合吸収率は60%と考えられますが，実はこの方法も厳密には正しくないのです．抱合代謝物は腸内細菌により未変化体に戻ります．腸内細菌で代謝される薬物もあります．Fが高い場合や，尿中排泄率が高い場合は正しく評価されますが，低い場合に本当に低いというのは難しいのです．吸収率90%以上というのをヒトで評価することになっていますが，ヒトで評価するためには，静脈内投与や標識体投与する試験が必要です．ヒトで実際に確認するのは一般的に医薬品開発の中期以降です．創薬段階や開発初期にも，この薬は吸収がよいのかどうか調べなければいけません．動物での試験や in vitro 試験の膜透過性試験によってヒトでは90%以上の吸収があるであろうと判断しています．

　In vitro 試験では，アンチピリン，メトプロロールといった吸収率90%以上の薬物の膜透過性と比較して判断されています．**図3-12**のプロット

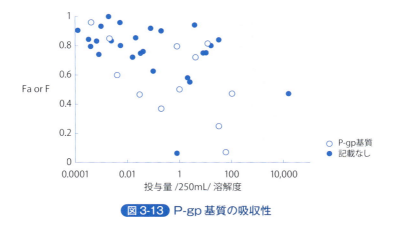

図3-13 P-gp基質の吸収性

をみてもヒトで90％以上ということをはっきりいうのは難しいという理由はわかると思います．逆に50％以下という薬物も少なく，吸収が悪い薬物はあまり薬にはなっていないことがわかります．**図3-13**は，**図3-12**のプロットをP-gp基質で再プロットしたものです．P-gp基質でも吸収に問題なさそうなものもありますが，全体を見ると少し吸収は悪いようです．P-gpにより吸収が悪い場合は，P-gpが阻害されると吸収率が増加するという相互作用を起こします．このことについては「7 薬物間相互作用」で説明します．

 初回通過代謝

　吸収された薬物は循環血に移行するまでに，小腸と肝臓を通ります．したがって，これらの組織で代謝される機会が静脈内投与よりも1回多くあります（**図3-14**）．この最初の代謝を初回通過代謝あるいは初回通過効果といいます．吸収された薬物は小腸細胞内に入り，ここで一部の薬物は代謝を受けます．以前は小腸で代謝を受ける程度は低いと思われてきましたが，小腸で代謝を受けて減ったと考えないと説明できない薬物がいくつかみら

れるようになってきました．小腸細胞から門脈血に移行した薬物は，次に肝臓を通ります．ここでも代謝を受けます．小腸と肝臓での代謝により循環血への移行量は減ります．肝臓による初回通過代謝がFを低下させる主な原因と考えられております．

図3-15は，全身クリアランス（CL）とFの関係を示しました．実線は肝臓でほぼ消失する薬物が100%吸収された場合のFの理論値を示してい

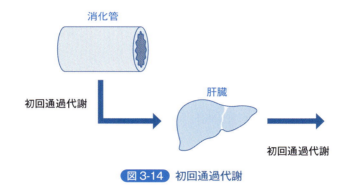

図3-14 初回通過代謝

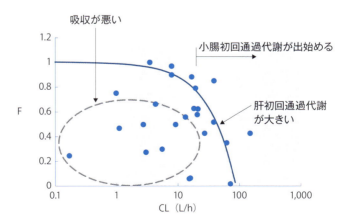

図3-15 全身クリアランス（CL）とバイオアベイラビリティ（F）の関係
点は市販薬の値（n=25）．
実線は薬物が100%吸収され，肝臓ですべて消失すると仮定した場合の理論的予測値．
小腸代謝は血液中非結合型分率5%で影響がみられ始める点．

ます（血漿中濃度と血中濃度が同じと仮定）．吸収率は 100％なので，F ＝ 肝アベイラビリティと考えることができます．CL が大きいと代謝もよくされることになり，初回通過代謝も大きくなります．CL が 50 L/h くらいで，半分になることがわかります．市販薬をプロットすると，この実線の近くにプロットされるものと左下にプロットされる薬物があることがわかります．この左下にプロットされる薬物は，初回通過代謝があまりないのに，F が低いということですから，吸収が悪いと考えられます．実線付近にプロットされる薬物の吸収はよいと考えられますが，F が低い薬物に関しては，肝臓による初回通過代謝が考えられます．創薬段階では，初回通過代謝が低い医薬品候補化合物を選択するために，ヒト肝ミクロソームなどのヒト組織を使い，代謝安定性を調べています．　図3-15 には小腸代謝がみられる薬物の CL はこの辺りからということで示しています．肝臓の初回通過代謝の影響がみられるクリアランスと同程度から小腸初回通過代謝もみられ始めます．薬物の代謝は，主に肝臓において行われ，初回通過代謝に限らず，主に肝臓で起こります．一方，小腸における初回通過代謝は，吸収時において問題になっています．ここでは小腸代謝について説明します．

　この小腸代謝を受ける薬物の多くは，シトクロム P450 の分子種の 1 つである CYP3A4 の基質です．小腸に存在するシトクロム P450 自身，肝臓に比べ，かなり少ないのですが，その 80％は CYP3A4 で，最も多く存在しています．この CYP3A4 による小腸代謝は，グレープフルーツジュースの成分で阻害されますので，グレープフルーツジュースを飲むと，代謝が阻害され，その薬物の Cmax や AUC は増加します．CYP3A4 による小腸代謝の大きい薬物は，グレープフルーツジュースとは一緒にのまないように指示されています．グレープフルーツジュースによる阻害は，小腸のみに起きているようで，静脈内投与ではほとんどみられていません．そのため CYP3A4 による小腸での初回通過代謝の有無を調べる方法として，グレープフルーツジュースの併用試験が行われることもあります．小腸代謝として CYP3A4 が有名ですが，ほかにグルクロン酸抱合酵素やエステラーゼによって代謝される薬物もあります．

小腸で代謝されずに門脈血まで移行した割合を小腸アベイラビリティ（Fg）といいます．全く代謝されない場合，Fgは1ですが，代謝されて減った場合は1よりも小さい数字になります．20％代謝されたらFgは0.8となります．Fgが小さい薬物はグレープフルーツジュースによる阻害を受ける例を示しましたが，小腸代謝を阻害する薬物もあり，CmaxやAUCが増加するため，併用禁忌や併用注意になっている組み合わせもあります．小腸における初回通過代謝が大きい薬物は，薬物間相互作用や後述する非線形についても考えなければならないこともあるので，小腸代謝を受けにくい薬物を開発することが望まれます．薬物間相互作用については，「7 薬物間相互作用」で述べます．

7 プロドラッグ

　水溶性が高い薬物は，細胞膜を通過しません．細胞膜を通過しないので，吸収はよくありません．そこで，水溶性を高めている水酸基，カルボン酸やアミノ基といった極性基をエステルやアミドにして脂溶性を上げ，吸収させて，体内に入ってから，エステルやアミドが加水分解酵素で切断させて，活性のある形（活性体）に戻してやるというアイデアで作られた薬があります．この薬物がプロドラッグです（図3-16）．「ドラッグの前」という

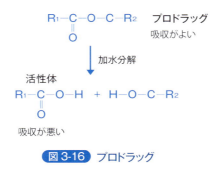

図3-16　プロドラッグ

意味でプロという言葉がつきます．脂溶性を上げるだけでなく，アミノ酸をつけて，ペプチドトランスポーターで運ばせようというアイデアから生まれた薬もあります．ほかにも胃酸に弱いのを防ぐとか，薬理活性をもつ本体の悪い特性を変える目的で作られます．プロドラッグは未変化体ですが，代謝されたものが活性本体ですので，プロドラッグの場合は活性体の濃度推移が調べられます．本書で扱っているプロドラッグの吸収率やFは活性体としての値を採用しています．

8 非線形性

薬物動態に線形性があるとかないとかいう話や，非線形性という言葉を耳にしたことがあると思います．では，線形とは何かというと，投与量に比例してCmaxやAUCが増加するということです．投与量を2倍にしたらCmaxも2倍，AUCも2倍増加することです．線形性を示す薬物の投与量とCmaxおよびAUCの関係を 図3-17 に示しました．Cmax，AUCともに投与量に比例し，原点を通る直線上にプロットされています．これが線形です．薬物動態に線形性がある場合，その薬物のクリアランス，分布容積，半減期も投与量により変化しません．

では，非線形とはどういうことかというと，投与量に比例してCmaxやAUCが増加しないということです．比例しないという場合，2つのパター

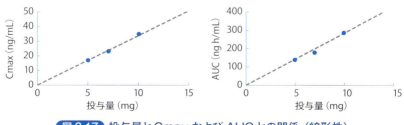

図3-17 投与量とCmaxおよびAUCとの関係（線形性）

3 吸 収

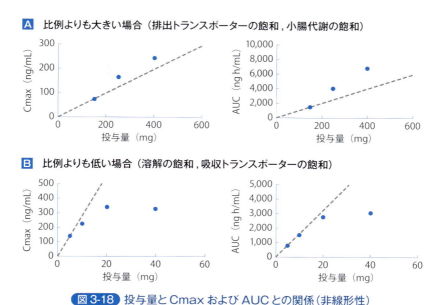

図3-18 投与量と Cmax および AUC との関係（非線形性）

ンがあります．比例よりも大きくなる場合と比例よりも小さくなる場合です（**図3-18**）．比例よりも大きくなる場合ですが，吸収過程に原因がある場合について説明します．3つの可能性があります．まず最初に吸収の増加です．排出トランスポーターが飽和すると吸収が上がります．第2に小腸代謝の飽和です．第3に肝臓の初回通過代謝の飽和です．肝臓よりも小腸のほうが，濃度が高いので，小腸の飽和のほうが先に起こると考えられます．当然のことながら排出トランスポーターによる吸収低下や小腸初回通過代謝がなければ，このタイプの非線形性はみられません．吸収の増加がみられますので，Cmax の増加がみられ，それに対応する AUC の増加がみられます．Cmax が投与量に比例して増加し，AUC が投与量の比例よりも大きく増加する場合は，体内に入ってからの消失の飽和が考えられます．

次に，比例よりも小さくなる場合ですが，この原因の1つに吸収に関与する取り込みトランスポーター（吸収トランスポーター）の飽和があります．この場合も吸収トランスポーターの基質の場合でなければ起きません．も

う1つの原因は，溶解の飽和です．投与量が高くなって溶けなくなったというケースです．溶けなければ吸収されないということは，すべての薬物で可能性があります．溶けないということなので，BCSでClass 2, 4に分類される薬物で問題になる可能性があります．たくさん投与しても溶けないので吸収されないということなので，製剤の検討が重要になります．1日1回投与を1日2回投与して吸収量を増やすということになるかもしれません．

参考文献
1)「後発医薬品の生物学的同等性試験ガイドラインについて」医薬審第487号.
2)「薬物相互作用の検討方法について」医薬審発第813号.
3) Guidance for Industry : Waiver of In Vivo Bioavailability and Bioequivalence Studies for Immediate-Release Solid Oral Dosage Forms Based on a Biopharmaceutics Classification System, Food and Drug Administration, 2000.

4 分布

　薬物は血液によって脳，心臓，肝臓，腎臓，皮膚，筋肉といった組織へ運ばれていき，血管から組織の細胞の中に広がっていきます．これが分布です．身近な話としては，昔の抗ヒスタミン薬は眠くなる副作用があったのに対し，最近の抗ヒスタミン薬は眠くなりにくくなっているという話を聞いたことがあると思います．これは新しい薬は，脳へ分布しなくなった，つまり脳に行かなくなったことに起因します．血液中から薬物がなくなっているのに組織には残って薬効を示しているという例もあれば，残留性が高く組織に蓄積して毒性の原因になったりもします．また，組織に長く滞留しても薬効も毒性も示さず，組織への分布がリザーバーのような働きをして半減期を延ばすことに貢献している薬剤もあります．

　では，分布について説明していきます．

1 ｜ 血流による運搬

　物質の運搬はすべて血液を介して行われます．血液は心臓から送り出され，全身を巡ります．血液は，赤血球，白血球，血小板といった血球系の細胞とアルブミン，グロブリンといったタンパク質，糖，中性脂肪，コレステロー

ルといった低分子からなっています．血液は栄養を送り老廃物を運び出すことによって新陳代謝をつかさどっています．薬物もこの血液の運搬により組織に運ばれ，出ていきます．薬物速度論で使う生理学的モデルは，この血液による運搬をモデル化したものです（ 図4-1 ）．Qという記号で示されているのは血流速度です．例えば，肝臓では1.5 L/分という速度で肝臓に血液が運ばれます．血流速度が速ければそれだけ薬物はたくさん運ばれます．血液で運ばれるということは，当たり前のことなのですが，この当たり前のことが重要なのです．

　血液よりも組織中濃度が低ければ，薬物は濃度の低い組織の方へ移行します．これが，最も単純な分布です． 図4-2 は薬物の組織への分布を示したものです．血液から血管を通り細胞間液へ移行します．この細胞間液への移行ですが，血管の細胞を通る経路と血管の細胞と細胞の間から通る経路（細胞間隙路）（p.33 図3-7 参照）があります．血管には穴があります．この穴を窓と書いてあることが多いです．肝臓や脾臓のように大きな

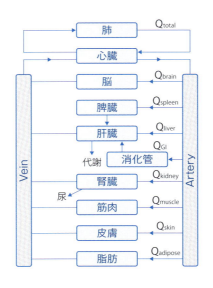

図4-1　生理学的モデル

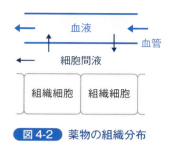

図 4-2 薬物の組織分布

窓がある組織と脳のようにほとんどない組織があります．窓がなければ，血管の細胞を通る経路しかありません．つまり生体膜を通る必要があります．ここでも水と油の話の話が出てきます．

　水溶性が高い薬物は生体膜を通れないので，脳のように窓がない組織には分布しにくいです．窓が開いている組織でも細胞間液までしか行かないことになります．ブドウ糖やアミノ酸といった水溶性の栄養物質は，細胞膜を通過しにくいのですが，トランスポーターにより運ばれ，細胞内に移行します．薬物も同様にトランスポーターにより運ばれるものもあります．また逆に，細胞に入らないように排出するトランスポーターもあります．眠くなりにくい薬は脳に入らないため，眠くなりにくいというわけです．トランスポーターについては重要ですので，後で詳しく解説します．

　脂溶性が高い薬物は細胞膜を通りますので，トランスポーターにより排出されない限り，血液で運ばれ組織に分布します．血液中の薬物濃度が下がれば，組織から薬物は出ていきます．水は高いところから低いところへ流れる原理と同じです．

2 分布容積

　分布の指標として薬物動態パラメータの1つに分布容積（Vd）があります．この容積の大きさが分布の特性を表します．薬物動態パラメータは薬

物の血漿中濃度推移から求めますので，分布容積は血漿換算した値になります．　図4-2　で示しましたように，組織中濃度は組織 1g 当たりの血液中の薬物，細胞間液中薬物および組織細胞内薬物の 3 つが足された薬物量です．血液量は体重の 1/13 といわれています．体重の 7% くらいです．血液のうち血漿は 55% くらいですから体重の 4% が血漿ということになります．分布容積とすると 40mL/kg となります．これが，血漿にしか分布しない薬物の分布容積で，この値が最低値となります．抗体のような分子量の大きなタンパク質は，血管の穴を通過しにくく，細胞膜は通過しないので，これくらいの値になります．血管の穴を通過しにくいのですが，通過して組織間液まで行きますので，時間が経つと 80mL/kg くらいの値になります．組織間液と血液を含めた細胞外液は体重の 20% くらいです．分布容積は 200mL/kg くらいになります．

　図4-3　は，脂溶性と分布容積との関係を示したものです．一番小さな分布容積は 200mL/kg くらいであることがわかると思います．塩基性薬物の分布容積が大きい傾向があります．図では，酸塩基解離定数(pKa)が 8 以上の薬物の分布容積は大きいことがわかります．平均的には 1 〜 2 L/kg で，10 L/kg を超える分布容積をもつ薬物はそれほど多くありません．　図4-3　

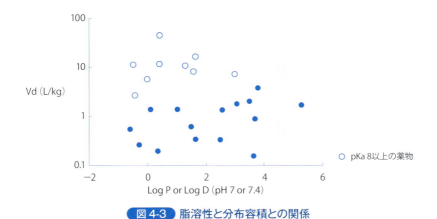

図 4-3　脂溶性と分布容積との関係

をみると脂溶性と関係ないようにみえます．脂溶性が高くないと生体膜を通過しないといっておきながら，脂溶性が高くても分布容積が小さい薬物もあるではないかと思う方も多いと思います．これは組織に分布する薬物は血漿中のタンパク質に結合していないものしか分布しないからです．血漿中タンパク結合率を考慮すると違ってみえてきます．

次にタンパク結合率について説明します．

3 タンパク結合（血漿中，組織中）

血漿中にはアルブミン，グロブリン，リポタンパクなどのタンパク質が存在します． 図4-4 に示すように，血漿中ではタンパク質に結合した結合型薬物と結合していない非結合型薬物が存在します．結合タンパク質の代表はアルブミンです．やけどや炎症を起こした際に上昇するα₁-酸性糖タンパク質（$α_1$-acid glycoprotein, AGP）に結合する薬物もあります．重要なのは，非結合型薬物です．この非結合型薬物が細胞膜を透過します．結合型薬物は透過しません．薬効も非結合型薬物が関与していると考えられています．ほぼ薬物動態のすべての現象は非結合型薬物によって語られるといってもよいと思います．非結合型薬物濃度が重要なのですが，通常，測定する血漿中濃度は結合型と非結合型の和で，非結合型濃度を測定してい

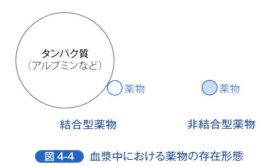

図4-4　血漿中における薬物の存在形態

ません．血漿中濃度の測定値はあくまで全濃度です．それから計算される薬物動態パラメータも全濃度推移のパラメータです．

　血漿中非結合型濃度を知るために，血漿中のタンパク質とどの程度結合しているかを調べて，非結合型分率（fu）を測定します．タンパク結合率95％なら fu = 0.05 です．タンパク結合率99％なら fu = 0.01 です．全濃度に fu を掛けて，非結合型濃度を求めます．タンパク結合率も濃度が高くなると飽和現象を示しますが，アルブミン濃度は約 500 μmol/L と高いので，薬物濃度が高くないと飽和しません．飽和していない条件，つまり fu が一定とみなせる範囲では，タンパク結合率はタンパク質の最大結合濃度（Bmax）と解離定数（Kd）の比（Bmax/Kd）で計算されます．

　代表的なアルブミンで考えますと，Bmax はアルブミン濃度に相当します．アルブミンへの結合部位が複数の場合はアルブミン濃度に結合部位数を掛けたものになります．Kd はアルブミンへの親和性を表します．親和性が高くなると数字は小さくなります．Kd が小さくなれば Bmax/Kd は大きくなります．この Bmax/Kd と脂溶性の関係を 図4-5 に示しました．脂溶性が高くなると Bmax/Kd が大きくなっていることがわかると思います．

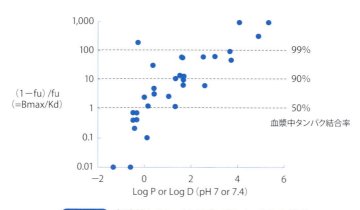

図4-5 脂溶性とタンパク結合パラメータとの関係

fu：血漿中非結合型分率，Bmax：最大結合濃度，Kd：解離定数．

脂溶性が高くなるとタンパク結合率も高くなっていることを示しています．タンパク結合率は，低分子は通過できるがタンパク質は通過できない半透膜を使って，通過した結合していない薬物を測って求めます．薬物の脂溶性が高くなると，この半透膜や器材に吸着してしまい，正確に求めるのが困難になります．あまりにもタンパク結合率が高かった場合は，値が正しいか怪しむことも必要です．

　さて，血漿中でのタンパク結合の話をしましたが，組織中のタンパク質や脂質にも薬物は結合します．水は高いところから低いところへ流れるといいましたが，高さが等しくなれば流れません．薬物は非結合型のものだけが組織に分布します．非結合型濃度は血漿中と組織中で等しくなるとその濃度で止まります．薬物は血漿中と組織中非結合型濃度が等しくなるまで分布します．　図4-6　を見てください．2つの組織の濃度を示したものです．AとBともに非結合型濃度は同じですが，結合型の濃度が異なります．Aの組織中では，結合型濃度は血漿の結合型濃度よりも高く，Bの組織中では，結合型濃度は血漿の結合型濃度よりも低くなっています．Aでは組織中全濃度は血漿中全濃度よりも高く，Bでは低くなっています．全濃度は違いますが，非結合型濃度は同じです．これが基本になります．血漿中の非結合型濃度と組織中の非結合型濃度が等しいので，血漿中濃度を調べてやれば，薬効に関与する組織中の濃度の指標になるということです．実際は，血流の遅い組織では，等しくなるまで少し時間がかかるので時差による最大濃度の違い

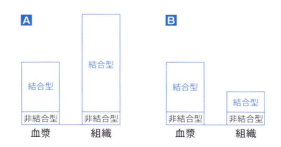

図4-6　2つの組織（A，B）の血漿中濃度と組織中濃度

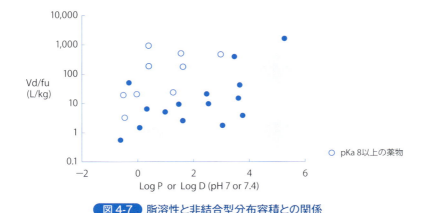

図 4-7 脂溶性と非結合型分布容積との関係

は出てきます．

　もう一度分布容積の話に戻りますが，分布容積は血漿中濃度の全濃度から求めます．血漿中タンパク結合と組織中タンパク結合ともに脂溶性が上がると結合も強くなると相殺し合って，脂溶性との間に相関がなくなっている可能性があります．分布容積を血漿中の非結合型分率で割って，非結合型濃度からみた分布容積を 図4-7 に示しました．相関が見えるようになっていませんか？ 脂溶性が上がると血漿中タンパク結合だけでなく，組織中でのタンパク結合も高くなっているようです．塩基性の薬物は非結合型の分布容積でも高い傾向にあるのは変わりません．

4 トランスポーター

　非結合型濃度は血漿中と組織中で同じであることが基本と話しましたが，基本とは違う組織があります．トランスポーターで取り込まれたり，排出されたりする組織です．取り込みトランスポーターでは，濃度に逆らって能動輸送するので非結合型濃度は高くなります．逆に排出トランスポーターでは非結合型濃度は低くなります．

では，トランスポーターの話に移っていきましょう．

取り込みトランスポーターは言葉のとおり細胞の外から中へ薬物を取り込む際に働きます．排出トランスポーターは細胞の中から外に薬物を吐き出します（ 図4-8 ）．トランスポーターの話は吸収でもしていますが，基本的にトランスポーターは膜透過に働いており，消化管から体内への移行を吸収，血液から組織への移行を分布，胆汁や尿に移行することを排泄と区別しているにすぎません．この章は分布ですので，血液から組織への移行でのトランスポーターの働きについて解説します．

前述しましたが，血管から組織への移行で大きな違いがあります．脳，胎盤，精巣といった重要な組織では血管の細胞が密に結合しており，水溶性の高い物質は脳へ移行しません．脳に移行するには，血管細胞を通過しなければなりません． 図4-9 に示すように，脂溶性が高い薬物は単純拡散で膜透過します．しかし，水溶性が高い薬物は膜透過できません．糖やアミノ酸も水溶性が高いので膜透過しませんが，トランスポーターにより脳に移行します．アミノ酸トランスポーターを介してL-DOPAやα-メチルドパといった薬物は脳へ移行します．血管内皮にトランスポーターが存在し，脳に運んだり，排出したりしています．血液側にP-gpやBCRPが発現しており，これらの排出トランスポーターの基質になる薬物は，脳へ移行しません．脳で効かせたい薬物は，脳に行かないと困りますので，P-gpの

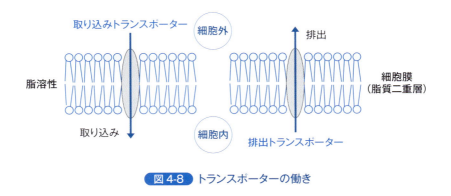

図4-8 トランスポーターの働き

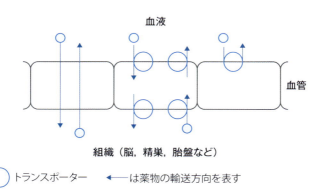

図4-9 連続性毛細血管における薬物の血管透過

基質にならないものを選びます．逆に脳に行くと副作用が出る薬物では排出されると副作用がなくなるので，排出されるものを選ぶとよいことになります．血管細胞が密であることとトランスポーターの作用により薬物の脳移行が制限されているので，このシステムを血液脳関門（blood brain barrier, BBB）といっています．精巣では血液精巣関門，胎盤では血液胎盤関門といい，脳と同様に物質の移行を制限しています．

次に肝臓のトランスポーターについて説明します（図4-10）．肝臓では脳と異なり，血管の窓が大きく，さらにディッセ腔というスペースもあります．肝臓では肝実質細胞の血管側と胆管側に機能に応じたトランスポーターが存在します．胆管側のトランスポーターについては「6 排泄」で説明します．肝臓の代表的なトランスポーターとして有機アニオンを取り込むOATP1B1（organic anion transporting peptide 1B1）とOATP1B3があります．細胞外から細胞内へ取り込むトランスポーターのエネルギー源は，P-gpといった細胞の中から外へ排出するトランスポーターと異なります．P-gpといった排出トランスポーターのエネルギー源はATPですので，ABC（ATP binding cassette）トランスポーターといいます．一方，取り込みトランスポーターはいろいろな物質の濃度勾配のエネルギーを用います．取り込

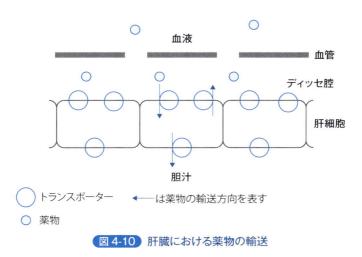

図 4-10　肝臓における薬物の輸送

みトランスポーターは SLC（solute carrier）トランスポーターといいます．SLC トランスポーターは取り込みに働いているといっていますが，濃度勾配により中から外に運ぶこともあります．あいまいな記載に感じるかもしれませんが，取り込みと断定すると誤解を生む可能性があるので，この程度の記載にしました．

　肝臓の OATP の話に戻ります．代表的なトランスポーターである OATP1B1 と OATP1B3 で運ばれる薬物がいくつかあります．スタチン類は，これらのトランスポーターの代表的な基質であり，肝臓への取り込みが薬物動態を支配しています．OATP1B1 と OATP1B3 の阻害剤であるシクロスポリンと併用するとスタチン類の血漿中濃度が増加し，著しい AUC の増加がみられます．また，OATP1B1 に遺伝子多型もあり，多型により AUC が異なります．

5 代謝

　この章では薬物動態を考えていく上で最も重要な薬物代謝について説明します．

　薬物は生体にとっては異物なので，体から出したいのですが，脂溶性が高いとなかなか出ていきません．そこで生体は薬物を体から出ていきやすい形にして，尿や胆汁へ出すようにします．脂溶性が高くないと吸収されないのですが，高過ぎると体に溜まってしまい，毒性が出てしまいます．そこで生体は異物を代謝して水溶性の高い形にして尿や胆汁に排出します．代謝されると生体から出ていきやすくなるだけでなく，薬効がなくなる場合が多いので，解毒機構と解釈されます．この代謝能力には個体差があり，薬の効果と副作用の個体差を生む原因にもなっています．代謝能力が低過ぎると体からの消失が遅くなり，血中濃度が高くなり，効き過ぎる人あるいは副作用が出る人が出てきます．逆に，代謝能力が大き過ぎると血中濃度が低くなり，早くなくなり過ぎて薬が効かないということも起きてきます．また，のみ合わせにより副作用が出たり，出なかったりします．こういったのみ合わせでも個体差が出てきます．のみ合わせについては「7 薬物間相互作用」で詳しく説明します．

　この薬物代謝反応は解毒機構ですが，一方で発がん性やアレルギー，肝障害を起こすこともあり，副作用の原因になったりします．副作用のため

販売が中止になった薬物の副作用の原因に薬物代謝が関与していると考えられているものもあります．代謝は安全性の面からも重要です．

薬物の2つの代謝反応

薬物代謝反応は大きく2つの反応に分けることができます．酸化，還元，加水分解などの代謝反応により官能基が加わり水溶性が上がる第1相反応と，官能基などにグルクロン酸，グルタチオンなどが結合する第2相反応です（図5-1）．第2相反応は抱合反応です．官能基にグルクロン酸のような水溶性が高い化合物が結合することにより水溶性が増し，体から出ていきやすい形にするという反応です．メチル化やアセチル化など，一部抱合されると脂溶性が増す反応もあります．一般的に酸化により水酸基が入り，その水酸基にグルクロン酸が結合して，さらに水溶性が増し，尿や胆汁に出ていくという流れです．

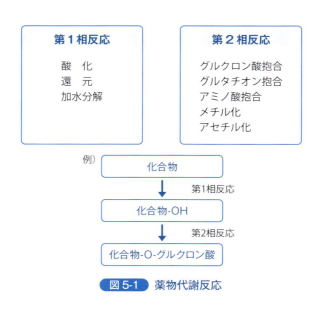

図5-1　薬物代謝反応

実際にどういった代謝反応が起きているか，相場観を知るために，市販薬のインタビューフォームに記載されている代謝に関与する酵素の割合を 図5-2 に示しました．代謝に主に関与する酵素はシトクロム P450（cytochrome P450, CYP）（酸化反応）で，次にグルクロン酸転移酵素（UDP-glucronosyltransferase, UGT）（抱合反応），カルボキシルエステラーゼ（carboxylesterase, CES）（加水分解反応）で全体の9割を占めます．これらの酵素はいずれも1つの酵素分子でなく複数の分子種が存在しているので，ここでは総称で分類しています．2004年に報告された論文で，アメリカでトップ200の薬の関与酵素が報告[1]されていますが，CYP，UGT，CESの順でほぼ同様の結果です．CYPは薬物を代謝する代表的な酵素といってよいでしょう．ほかにフラビン含有モノオキシゲナーゼ（flavin-containing monooxygenase, FMO），アルデヒド酸化酵素（aldehyde oxidase, AO），モノアミン酸化酵素（monoamine oxidase, MAO）が第1相反応の酵素としてあります．代謝物をさらに代謝する酵素もたくさんあります．グルタチオンS-転移酵素は直接薬物に反応する場合もありますが，

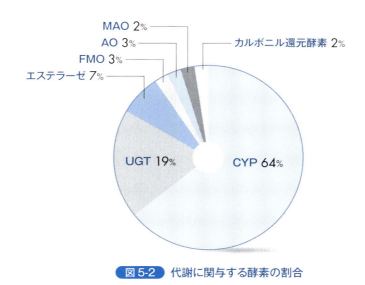

図5-2　代謝に関与する酵素の割合

反応性中間代謝物と反応して解毒に働いています．ほかにも多くの代謝酵素がありますが，本書は入門書ですので，すべての酵素を網羅するのではなく代表的な酵素に絞って説明していきます．詳細については他の成書を参考にしてください．

　代謝反応にはもう1つ重要なことがあります．薬物代謝は解毒反応なのですが，代謝反応の際に反応性の高い中間代謝物が生成することがあります（ 図5-3 ）．この反応性の高い中間代謝物は，生体中のタンパク質やDNAに結合し，アレルギーや発がんの原因になっていると考えられています．先ほど，グルタチオンが反応性中間代謝物に働いているといいましたが，すべて解毒されて安全というわけではないのです．反応性代謝物の反応は好ましいものではありませんので，新薬の開発の際，どういった代謝経路で代謝され，反応性代謝物が生成するかどうかを調べています．現在使われている薬物の副作用の原因の一部に反応性代謝物が原因とされるものがあります．重篤な副作用がみられ，コントロールできない場合は販売中止になります．薬物動態は薬効と毒性の両面をサポートする学問であるといえます．

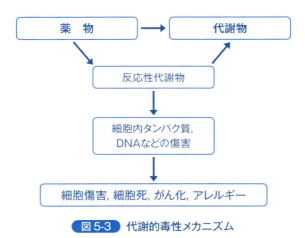

図5-3　代謝的毒性メカニズム

2　代謝はどこで起きるか？

　薬物代謝の大部分は肝臓で起きます．小腸や腎臓でも起きますが，代謝酵素が多く存在するのは肝臓です．細胞画分という言葉を聞いたことがあるでしょうか？　細胞画分というのは細胞をバラバラにすり潰した後，遠心して分けた画分のことです．細胞の中に核やミトコンドリアなどの構成成分があります．代謝はその中のミクロソーム（microsomes, Ms）やサイトソール（cytosol）といった画分の酵素により起こります．代表的な酵素であるシトクロム P450 はミクロソームに存在しているのでよく耳にすると思います．ミクロソームは細胞内では小胞体と呼ばれています．細胞画分といってもどんなものかわからないと思いますので，どうやって分けていくか説明します．

　まず組織をホモジナイザーという道具ですり潰します．細胞も壊れますので，細胞の中身も出てきます．これをホモジネートといいます（図5-4）．

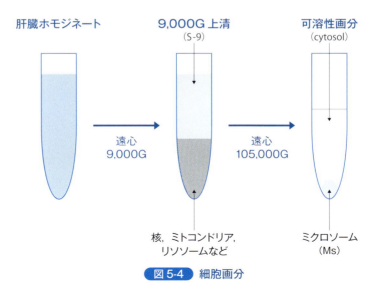

図5-4　細胞画分

核やミトコンドリアは弱い重力で沈殿してきますので，まず9,000Gの重力（通常の重力の9,000倍）で遠心してこれらを沈殿させます．この遠心で沈殿しない上清を9,000G上清と呼び，S-9（エスナイン）と略されます．多くの薬物代謝酵素は，このS-9に存在します．このS-9をさらに10万5,000Gで遠心すると，ミクロソームが沈殿してきます．沈殿物をミクロソーム，上清をサイトソール（可溶性画分）と呼びます．ミクロソームにはシトクロムP450をはじめグルクロン酸転移酵素，フラビン含有モノオキシゲナーゼ，カルボキシルエステラーゼなどが存在します．　図5-1 の反応は，ほぼミクロソームで起きています．サイトソールにも多くの代謝酵素が存在します．グルタチオン転移酵素，アルコール脱水素酵素，アルデヒド酸化酵素，キサンチン酸化酵素，ケトン還元酵素などです．S-9にはミクロソームとサイトソールの代謝酵素が含まれています．フェノバルビタールで酵素誘導したラットのS-9は変異原性試験に使われます．S-9を入れると代謝物が生成するので，その代謝物がDNAに損傷を与えるかどうかを調べます．薬物自身が変異原活性をもっていなくても代謝物が活性をもっていることがあるためです．

3 代謝反応の種類

酸化反応（ 図5-5 ）

酸化反応の例を示します．

酸素が導入され水酸基が生成する反応が一般的です．シトクロムP450が代表的な酵素です．分子状酸素が導入する酵素をモノオキシゲナーゼと呼びます．補酵素としてはNADPHが利用され，一部NADHが利用されます．

生成する代謝物として水酸基が導入されたもの（27薬物で観察）が多いのですが，薬物の酸素や窒素の隣の炭素が酸化されるとその部分からアルキル鎖の離脱があります（16薬物で観察）．これを脱アルキル化反応といい，

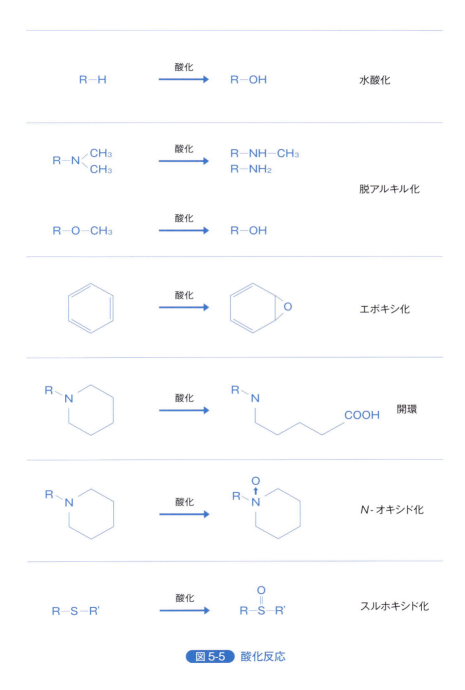

図5-5 酸化反応

メチル基の場合は脱メチル反応，エチル基の場合は脱エチル反応といいます．環状構造では，水酸化に引き続き，開環することもあります（4薬物で観察）．代謝物の構造を決定する際に，ただ単に水酸基が導入されるのであれば代謝物の構造を推定しやすいのですが，脱アルキル化反応や開環反応があると単純ではないので頭を悩ませます．

　ベンゼン環など二重結合への酸化では反応性の高いエポキシ化を経由することがあります．FMOは窒素や硫黄原子の酸化反応を触媒します．*N*-オキシド（6薬物で観察），スルホキシド（2薬物で観察）が生成します．水酸基からケトンへの反応も酸化です．脱水素反応も酸化反応です（1薬物で観察）．アルコール脱水素酵素も酸化酵素です．酸化反応と還元反応は表裏の反応です．ある化合物が酸化されれば，還元されるものも必ずあります．アルコールの反応では，アルコールはアルデヒドに酸化され，補酵素のNAD$^+$はNADHに還元されます．

b 還元反応（ 図5-6 ）

　還元反応は酸化反応の逆の反応です．ケトンから水酸基への反応（1薬物で観察），ニトロ基からアミン基への反応，アゾ基の還元的開裂反応などがあります．化合物が酸化型から還元型になると同時にNADPHやNADHが還元型から酸化型になります．還元をする酵素として，シトクロムP450，ケトン還元酵素，アルコール脱水素酵素，キサンチン酸化酵素，アルデヒド酸化酵素などがあり，酵素により利用する補酵素が異なります．これらの酵素により嫌気的条件で *in vitro* で還元反応はみられますが，好気的条件で阻害される場合があることから，生体内での寄与については不明な部分があります．

　還元反応は腸内細菌でも起きます．腸内細菌によりアゾが還元され，アゾ部分が開裂し，生成された代謝物が吸収されるということもあります．

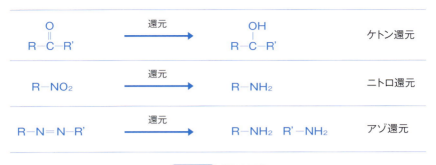

図 5-6 還元反応

図 5-7 加水分解反応

c 加水分解反応（図5-7）

エステルやアミドがエステラーゼによって加水分解により開裂する反応が代表的なものです（10薬物で観察）．エステル化やアミド化により脂溶性を上げたプロドラッグの活性化に利用したりします．ほかにエポキシドヒドロラーゼ，β-グルクロニダーゼ，スルファターゼなどによる加水分解反応があります．

d グルクロン酸抱合反応

水酸基，カルボン酸，アミノ基にグルクロン酸が結合する反応です（15薬物で観察）．グルクロン酸が結合することにより水溶性が増し，排泄されやすくなります．グルクロン酸抱合された薬物は胆汁に排泄されやすくなります．胆汁に排泄された抱合体は腸内細菌により加水分解され，元の薬

物に戻り，再吸収されます．このように肝臓から胆汁排泄を経て，再度腸から吸収されるという循環を示すため，このような現象を腸肝循環と呼びます．カルボン酸に結合したエステル型グルクロン酸はアシルグルクロナイドといって反応性が高くタンパク質などに結合することがあります．

e その他の代謝反応

　本書は入門書ですので，すべてを紹介しきれませんが，代謝反応にはそのほかにも硫酸抱合，アセチル化，メチル化，アミノ酸抱合，グルタチオン抱合など多くの抱合反応があります．

4 代謝酵素

a ミクロソームの酵素

　ミクロソームは，小胞体といい，小さい膜に包まれた存在です．小さな粒が強力な遠心力で沈んだもので，溶けていません（ 参照）．沈殿物を懸濁させて代謝反応に使います．ミクロソームも脂質でできており，酵素は脂質に埋まり込んで存在しています．代謝に主に関わる酵素はミクロソームに存在するため，ミクロソームという言葉を目や耳にすることが多いと思います．ここでは代表的な酵素としてシトクロム P450，フラビン含有モノオキシゲナーゼ，グルクロン酸転移酵素について説明します．

1) シトクロムP450（CYP）

　シトクロム P450 は分子量約 5 万のヘムタンパク質で複数の分子種が存在しています．活性中心に鉄が存在しています．赤血球にあるヘモグロビンもヘムタンパク質で，鉄に酸素を結合させ，酸素を全身に巡らしています．酸素が鉄に結合しやすいというイメージは，このことからももちやすいと思います．シトクロム P450 は，cytochrome P450 と書きます．日本語

表記では，以前はチトクロームP450と書いていたのですが，最近はシトクロムP450と記載されています．CYPが略号として使われているのでシップとかシーワイピー，P450などと呼ばれています．1964年に大村恒雄先生，佐藤了先生により命名されました．発見は1958年にKlingenbergという研究者によります．ミクロソームを還元し一酸化炭素を入れて差スペクトルをとると450nmに吸収極大をもつタンパク質があることがわかりました．450nmに吸収極大をもつ色素（pigment）という意味でP450と呼んでいたのですが，今では一般的に使われる言葉になりました．CYPは1つの酵素ではなく複数存在しています．タンパク質の相同性から分類しています．代表的なものとしてはCYP3A4という書き方で，まず1，2，3というように大きく分け（群，ファミリー），さらにA，B，Cと分け（亜群，サブファミリー），その下にまた数字で分けています．CYP1Aサブファミリーとか CYP2C サブファミリーなどと呼びます．CYP2Cサブファミリーの中にはCYP2C8，CYP2C9，CYP2C19などがあります．薬物の代謝に関与する分子種の割合を 図5-8 に示しました．最も代謝に寄与する分子種は

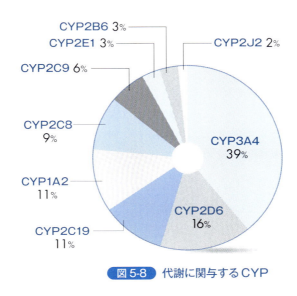

図5-8 代謝に関与するCYP

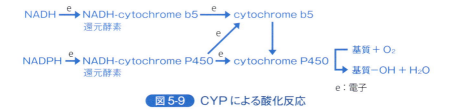

図5-9 CYPによる酸化反応

CYP3A4です．次に，CYP2D6，CYP2C19，CYP1A2，CYP2C8，CYP2C9の順となります．2004年の論文[1]での順番も示しますと，CYP3A，CYP2C9，CYP2C19，CYP2D6，CYP1A2という順になり，概ね一致しています．分子種ごとの説明は後ほどします．

　シトクロムP450の反応はモノオキシゲナーゼ型であり，分子状酸素を薬物に導入します．図5-9に示すように，NADPHから電子（e）がシトクロムP450へ流れていきます．一部NADHからも流れていきます．NADPHからシトクロムP450還元酵素へ電子が流れ，シトクロムP450還元酵素からシトクロムP450へ流れていきます．多くの酵素は，基質と酵素だけで反応が起きますが，シトクロムP450の反応は複数の酵素が介在した系になっています．電子が流れていきますので電子伝達系と呼ばれています．

❶ CYP3A4

　最も多くの薬物を代謝する酵素です．代謝酵素が記載されている36薬物中21薬物に関与しています（図5-8，図5-10）．肝臓中に存在するCYPで最も多く存在しています．代表的な代謝酵素というと，まず思い浮かぶのがこの酵素です．比較的分子量（MW）が大きな脂溶性の高い薬物を代謝する傾向にあります．多くの薬物の代謝に関与しているため，薬物間相互作用の報告が多いのもこの酵素です．この酵素は小腸にも発現しており，小腸における初回通過代謝にも関与しており，小腸代謝が大きい薬物ではバイオアベイラビリティが低くなり，個体差が大きくなる原因にもなります．CYP3A4で代謝される薬物の多くは，P糖タンパク質（P-gp）の基

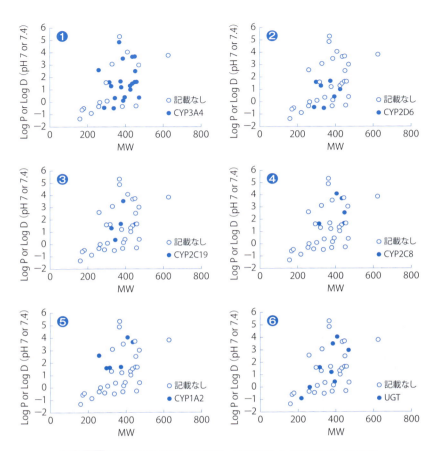

図 5-10 薬物の物性値（分子量，脂溶性）と代謝酵素との関係

質にもなっています．CYP3A4 基質の薬物動態を考える上で P-gp の関与も併せて考える必要があります．CYP3A4 は酵素誘導されます．誘導剤をのむと酵素の合成が増え，酵素量が増えます．肝臓，小腸の CYP3A4 ともに代謝活性が増えるので，小腸・肝臓の初回通過代謝が大きくなり，バイオアベイラビリティが低下し，半減期が短くなって効かなくなる可能性があります．薬物間相互作用については「7 薬物間相互作用」でもう少し詳しく説明します．

CYP3AサブファミリーにはCYP3A4以外にもCYP3A5があり，関与酵素としてCYP3A4でなくCYP3AあるいはCYP3A4/5と書かれていることもあります．基質特異性が似ており，阻害も両酵素とも阻害されることが多いのでそのように書かれているのだと思います．例えば，ある薬物がヒト肝のミクロソームで代謝され，CYP3A4の阻害剤であるケトコナゾールにより代謝がほとんど阻害されたとします．ケトコナゾールはCYP3A5も阻害するので厳密にはCYP3A4で代謝されるとはいえないからです．CYP3A5は遺伝子多型があるため，もっていない人もいます．

❷ CYP2D6

　この酵素は塩基性の薬物をよく代謝する傾向があります．この酵素の特徴は遺伝子多型が多いことです．遺伝子に変異があり，酵素活性がない人，低い人，さらに活性が高い人がいます．変異のない一般的な人を野生型（wild type）と呼び，活性が低い人に比べ活性が高いので，extensive metabolizer（EM）と呼びます．また，活性がない人をpoor metabolizer（PM）と呼び，EMとPMの中間の活性をもっている人をintermediate（IM）と呼びます．EMよりも活性が高い人もいてultrarapid metabolizer（UM）と呼びます．活性で分類することを，表現型での分類（phenotyping），遺伝子変異での分類（genotyping）といいますが，CYP2D6の変異は多いため表現型で示されることが多いです．PMの頻度は欧米人で，約7％，日本人では約0.7％です．この酵素は酵素誘導されない分子種とされています．

❸ CYP1A2

　代表的な代謝としては，コーヒーやお茶に含まれているカフェインやテオフィリンの代謝です．この酵素は多環性芳香族化合物の酸化反応をします．ダイオキシンやベンズピレンなどの多環性芳香族化合物の代謝では，エポキシドを形成するため発がん性が懸念される中間体を生成します．この酵素は喫煙により誘導されるので，タバコを吸っている人は活性が高いです．肉の焦げでも誘導されます．

❹ CYP2C8

　36薬物中5薬物の代謝に関与しています．この薬物が主代謝酵素として

寄与していると考えられるのは 1 薬物です．主代謝酵素として寄与している薬物はそれほど多くありません．CYP3A4 と同様比較的分子量の大きな薬物の代謝をします．

❺ CYP2C9

この酵素は酸性の薬物を代謝することが多いです．この酵素も活性低下が問題になる遺伝子多型があります．この遺伝子多型は欧米人に多く，日本人には少ないです．CYP2C ファミリーは酵素誘導を受けます．CYP3A4 が誘導される場合は，CYP2C の分子種も誘導されています．

❻ CYP2C19

日本人の約 3 割に遺伝的変異がある CYP です．遺伝子多型については CYP2D6 で説明しましたが，CYP2C19 の添付文書では，また違った表記もありますので，追加説明します．

野生型を *1（スターワン）と書きます．変異型に *2 と *3 があり，代謝活性がありません．遺伝子は親から受け継ぐので *1/*1，*1/*2，*1/*3，*2/*2，*2/*3，*3/*3 の 6 とおりの組み合わせがあります．*1/*1 のように同じ組み合わせのことをホモといい，*1/*2，*1/*3 のように異なる組み合わせのことをヘテロと呼びます．*1/*1 をホモ EM，*1/*2，*1/*3 をヘテロ EM と分ける場合と一緒にして EM とする場合があり，記載のされ方に注意する必要があります．変異型の *2 と *3 には代謝活性がありませんので，*1/*2，*1/*3 は *1/*1 の半分の活性，*2/*2，*2/3，*3/*3 では全く活性はありません．全く活性がない群を PM とします．

血漿中濃度推移が遺伝子多型により異なると考えられる場合は，注意が必要です．世界で医薬品開発する場合，薬物動態の人種差により至適用量が異なることがあります．

2）フラビン含有モノオキシゲナーゼ（FMO）

この酵素も複数の分子種が存在しています．肝臓には FMO3 が多く存在します．補酵素として NADPH を使い，分子状酸素を薬物に導入します．窒素原子，硫黄原子の酸化を行います．塩基性の強い 3 級アミン，2 級アミ

ン，ヒドロキシルアミン，アミン，ヒドラジンの酸化は一般的にFMOが関与します．チオール，ジスルフィド，チオカルバミド，チオアミドなどの酸化にも関与します．

3) グルクロン酸転移酵素

　この酵素は薬物やその代謝物の水酸基，カルボン酸，アミノ基にグルクロン酸を転移させる酵素です．グルクロン酸転移酵素もミクロソームに存在します．補酵素としてはUDP-グルクロン酸（ウリジン二リン酸グルクロン酸）が利用されます．この酵素も分子種が多くUGT1A1とかUGT2B7とかCYPと同様に複数存在しています．UGT1A1，1A3，1A7，1A8，1A9，1A10，2B7，2B17が記載されており，UGT1A1が5薬物とUGT2B7が3薬物に記載されています．Log Pが3以上の3薬物の代謝にUGT1A1が寄与しています（ 図5-10 ）．UGT1A1はヘムの代謝産物であるビリルビンの抱合に寄与しており，UGT1A1の活性低下，遺伝子多型は黄疸の一因になっています．UGTもフェノバルビタールやリファンピシンなどの誘導剤により誘導されます．

4) エステラーゼ

　カルボキシルエステラーゼ（carboxylesterase, CES）はCES1とCES2ファミリーがあり，エステル，アミド，チオエステル結合の加水分解反応を触媒します．

b サイトソールの酵素

　超遠心でも沈殿しない上清部分にある酵素です（ 図5-4 参照）．サイトソールにも多くの代謝酵素が存在しています．アルデヒド酸化酵素，キサンチン酸化酵素，ケトン還元酵素，アルコール脱水素酵素，グルタチオンS-転移酵素，硫酸転移酵素はサイトソールに存在します．

c その他の酵素

　ミクロソーム，サイトソール以外にも薬物代謝酵素は存在しています．ミトコンドリアにモノアミン酸化酵素（MAO）が存在します．また，アミノ酸抱合酵素もミトコンドリアに存在します．

参考文献
1）Williams JA, Hyland R, Jones BC, Smith DA, Hurst S, Goosen TC, Peterkin V, Koup JR, Ball SE：Drug-drug interactions for UDP-glucuronosyltransferase substrates：a pharmacokinetic explanation for typically observed low exposure (AUCi/AUC) ratios. Drug Metab Dispos, 32 (11)：1201-1208, 2004 .

6 排泄

1 排泄経路

　薬物動態の吸収・分布・代謝・排泄の4つの課程のうち，最後の排泄の説明になります．

　吸収された薬物は，代謝される，されないにかかわらず必ず体から出ていきます． に薬物動態の全体図として示しました．薬物は消化管で吸収され，肝臓を通って循環血へ行きます．循環血から体中に運ばれていき，肝臓へ再度運ばれて代謝されたり，腎で尿へ排泄されたりして消失していきます．体に入った薬物は代謝されても排泄されなければ，代謝物として体内に残り蓄積してしまうため，排泄されなければなりません．未変化体あるいは代謝物として排泄される経路としては，主に尿と糞です．ほかの経路として呼気などもありますが，まれな経路です．糞への経路としては胆汁中排泄と消化管分泌があり，胆汁中排泄がメインと考えられますが，消化管分泌の可能性も否定できないため，ここでは消化管分泌についても記載しています．

　動物での研究で，放射能で標識した薬物を静脈内投与した際，放射能の大部分が糞中に排泄されることがあります．この場合，胆汁中排泄が主排

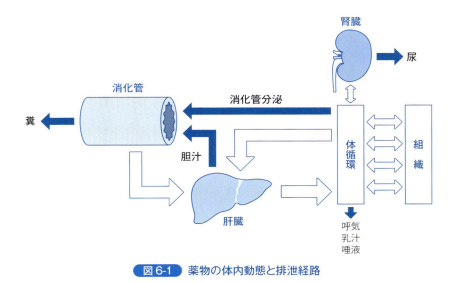

図6-1 薬物の体内動態と排泄経路

泄経路と考え，胆汁をすべて採取する試験を行うことがあります．胆汁をすべて採取しても糞中に放射能の一部が排泄されることがあります．胆汁中排泄以外の排泄経路があるということです．消化管には，P糖タンパク質（P-gp）やBCRPといった排泄トランスポーターも存在しているため，消化管分泌もあると考え記載しています．

　ヒトに放射性化合物を経口投与し，尿や糞中の未変化体や代謝物を測定した試験をまとめたものが **図6-2** です．バイオアベイラビリティ（F）と総放射能の尿中排泄率，糞中排泄率との関係を示しています．尿中排泄率のグラフをみると，点線よりも上側にプロットされている薬物はFよりも多く尿に放射能が排泄されています．循環血に現れた未変化体よりも多くの放射能が排泄されていることを意味していますので，代謝物として循環血に現れていると考えられます．吸収はよかったけれど初回通過代謝により代謝物として循環血に現れ，尿中に排泄されたと考えられます．逆に点線よりも下の薬物はFよりも尿中に出ていないということになります．つまり糞中に排泄されたと考えられます．糞中排泄のグラフでは，逆に点線の上

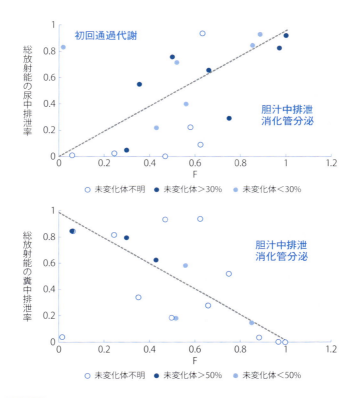

図6-2 放射性標識薬物の経口投与後のバイオアベイラビリティ（F）と尿・糞中排泄率との関係

にプロットされた薬物が胆汁中排泄あるいは消化管分泌されたと考えられます．点線よりも下の場合は未吸収の薬物の可能性もありますが，未変化体でなければ代謝物として排泄されたことを意味します．

図6-3 と **図6-4** に脂溶性および分子量と排泄率との関係を示しました．脂溶性が高いもの，また，分子量が大きいものは糞中排泄されている傾向がみられます．また，分子量が大きい化合物は胆汁中排泄されやすいという話もあります．

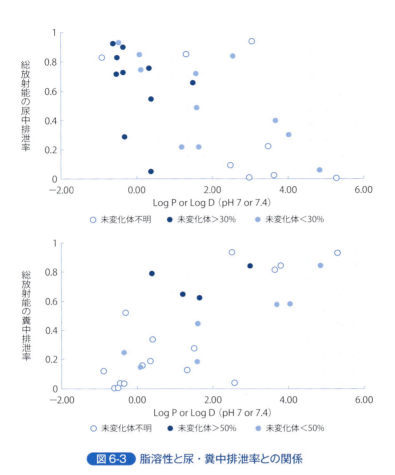

図6-3 脂溶性と尿・糞中排泄率との関係

2 尿中排泄

　尿は腎臓で作られます．腎臓に運ばれた血漿の一部は糸球体でろ過されます．非結合型の薬物はろ過されます．アルブミンといった分子量が大きなものは糸球体ではろ過されませんので，アルブミンに結合した薬物はろ過されず非結合型の薬物のみろ過されます．ろ過された薬物は，尿細管を経て，尿中へ排泄されます．尿中への排泄は糸球体ろ過ばかりでなく近位

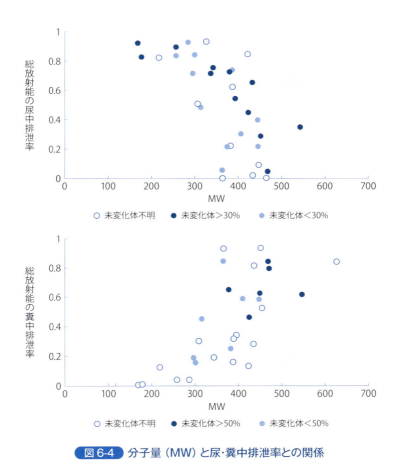

図6-4 分子量（MW）と尿・糞中排泄率との関係

尿細管からの分泌もあります．糸球体ろ過と分泌により尿中へ排泄されるのですが，脂溶性が高い薬物は再吸収されます．再吸収に関わるトランスポーターで運ばれるものも再吸収されます．再吸収されなかった薬物が尿中へと最終的に排泄されます（図6-5）．脂溶性が高い薬物はタンパク結合が強く，非結合型が少ないので糸球体ろ過されることが少なく，再吸収もされるので尿中に排泄されにくいことになります．再吸収も膜透過なので分子型薬物が再吸収されます．したがって尿のpHによりイオン型が多く

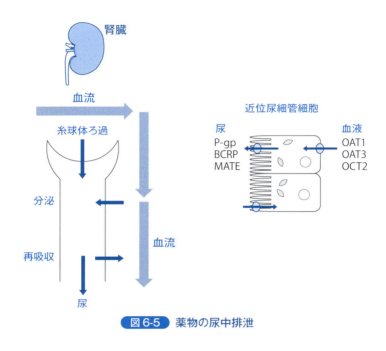

図6-5　薬物の尿中排泄

なると再吸収は少なくなります．塩基性薬物で炭酸水素ナトリウムとの併用で尿をアルカリにすると分子型が増え，腎クリアランス（尿中排泄量／AUC）が低下するものもあります．果実ジュースの摂取によっても尿がアルカリ側に傾くことがあるので，再吸収の変動が大きい薬物では注意が必要です．

　図6-6 に脂溶性と腎クリアランス，fu（非結合型分率）・GFR（糸球体ろ過速度）とその比〔CR，CLr/(fu・GFR)〕の関係を示しました．腎クリアランスがGFRである7 L/hを超えるとタンパク結合率が0％の場合でも，分泌があると考えられます．腎クリアランスがGFRよりも低くても，CRが1を超えると分泌があると考えられます．Log Pが－1～2付近の薬物が比較的分泌されるようです．脂溶性が高くなるとタンパク結合と再吸収の影響によって尿中排泄が低下すると考えられます．　図6-6 のCRのプロットの数が少ないのは，尿中排泄率が1％以下の薬物を除いたからです．尿中

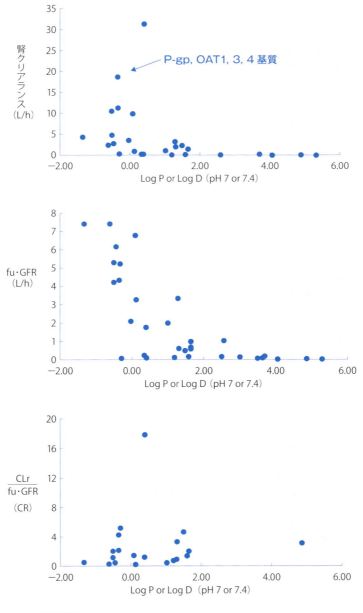

図6-6 脂溶性と腎クリアランス，fu（非結合型分率）・GFR（糸球体ろ過速度）とその比（CR）の関係

排泄率が低いと測定誤差が影響してくると考えたためです．脂溶性が高い薬物が，実際にどの程度トランスポーターで分泌されているかわかりませんが，尿中排泄率，腎クリアランスとも小さいので消失に大きな関与はしていないと思われます．

　一般論として，尿中排泄される薬物は代謝でなくなる薬物よりも個体差が小さいという話を耳にします．これは本当でしょうか？ 限定的になりますが，調べてみました．図6-7 を見てください．未変化体の尿中排泄率が20％以上の薬物のAUCのCV値は20％程度です．尿中排泄率が20％以下の薬物では90％近いものまであります．代謝型の薬物は個体差が大きいようです．これは代謝の個体差もありますが，吸収の個体差，初回通過代謝の個体差も含まれます．調べた範囲では尿中排泄型の薬物のAUCの個体差は小さいようです．

　では次に，分泌に関わる代表的なトランスポーターについて説明します．

　添付文書に分泌について記載されているものは少なく，トランスポーターについて記載されているものも少ないです．代表的なトランスポーターとして，薬物間相互作用で注意すべきトランスポーターを取り上げました．近位尿細管の細胞の血管側に有機アニオントランスポーター1と3（OAT1と

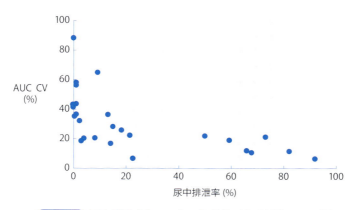

図6-7　尿中排泄率とAUCの個体差（変動係数，CV値）

OAT3），有機カチオントランスポーター 2（OCT2）が発現しています．尿細管側にはP-gp，BCRP，MATE1とMATE2-Kが発現しています．OAT1とOAT3は代表的な分泌トランスポーターでペニシリン系抗生物質などを運びます．有機アニオンを運びますが，有機カチオンも運びます．OAT1とOAT3の代表的な阻害剤はプロベネシドです．プロベネシドと併用して腎クリアランスが低下する場合はOAT基質と考えられます．有機カチオンはOCT2で運ばれます．シメチジンなどH_2ブロッカーが運ばれます．シメチジンは阻害剤にもなりますから，OCT2の基質になる可能性がある薬物の場合，シメチジンとの併用による薬物間相互作用試験が行われます．また，シメチジンはCYPも阻害しますので，腎クリアランスが低下するかどうかをみる必要があります．

3 腎障害患者での薬物動態

　一般的に高齢になると腎機能は低下してきます．高齢ではなくても，腎機能が障害されると腎排泄型の薬物では，排泄が遅延し，腎機能が正常の人よりも高い血漿中濃度を示し，AUCの増加がみられます．添付文書に腎障害時の薬物動態について記載されています．腎障害患者では投与量を減らすように指導されます．腎臓の障害度の指標にクレアチニンクリアランス（CLcr）が用いられています．クレアチニンは筋肉で作られる代謝産物です．これは糸球体ろ過された後，再吸収されないので，糸球体ろ過速度（GFR）の代わりによく使われています．クレアチニンは一部分泌もされるため，完全にGRFを表しているわけでないことに注意する必要があります．CLcrは血清中のクレアチニン濃度と尿中クレアチニン排泄量から計算しますが，血清中のクレアチニン濃度から予測する式があり，その式から簡易的にCLcrあるいはGFR（eGFR）を計算する方法もあります．

　腎障害の程度の分類をみてみると，記載されている17薬物中6薬物で，CLcr（eGFR）が80mL/min以上で正常，軽度（50〜80mL/min），中等

度(30〜49mL/min),重症(30mL/min 未満)に分類されていました.FDA の draft ガイダンス(2010)[1],EMA のガイドライン(2014)[2] では,GFR(ヒトの体表面積 1.72 あるいは 1.73mm^2)として正常(90mL/min 以上),軽度(60〜89mL/min),中等度(30〜59mL/min),重症(15〜29mL/min)と分類されており,若干異なる基準で分類されています.

尿中排泄率と腎障害による Cmax,AUC の変化の関係を 図6-8 に示しました.尿中排泄率が高い薬物で,腎の障害度により AUC の増加が認められます.8割以上尿中に排泄される薬物では,重度の患者において6倍以上

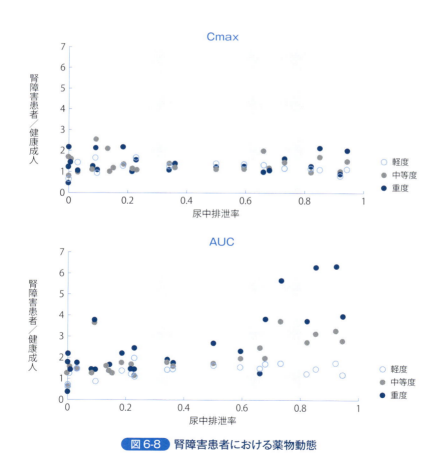

図6-8 腎障害患者における薬物動態

のAUCの増加がみられています．糸球体ろ過で排泄される薬物では，GFRが低下するとそれに応じた腎クリアランスの低下がみられます．尿中排泄が大きな薬物の全身クリアランスに占める腎クリアランスの割合が高いため，GFRの低下により腎クリアランスが低下しAUCが増加するというわけです．Cmaxについては2倍程度の変化がある薬物もありますが，AUCのような大きな変化はみられていません．尿中排泄が少ない薬物でも2～4倍程度のAUCの変化がみられています．腎障害が起きると肝代謝やタンパク結合に影響があるという報告もあり，単純に代謝型の薬物なので薬物動態に変化がないと考えるのは危険と思われます．

4 胆汁中排泄

　薬物は肝臓から胆汁中へ未変化体としてあるいは代謝物として排泄されるものがあります．代謝でも説明しましたが，胆汁中へ排泄され再度消化管から再吸収されて循環することを腸肝循環といいます．胆汁中に排泄されなければ循環を起こしません．胆汁中排泄はトランスポーターを介して行われます．

　代表的なトランスポーターとしてMRP2があります（図6-9）．このトランスポーターは多くのアニオン系の薬物，代謝物，生体代謝産物を胆汁中へ排泄します．ビリルビンのグルクロン酸抱合体を排泄し，この機能が低下するとビリルビンが排泄されず，黄疸が生じたりします．薬物もグルクロン酸抱合されるとMRP2により胆汁中へ排泄されます．グルクロン酸抱合されることにより水溶性が上がり，膜透過性が低くなるため，吸収されにくくなりますが，腸内細菌のβ-グルクロニダーゼにより，グルクロン酸部分が加水分解されて脱抱合されます．脱抱合により元の薬物に戻り，再度消化管から吸収され，腸肝循環を起こします．消化管障害がある薬物では腸肝循環により消化管への曝露が大きくなり障害が大きくなる可能性があります．

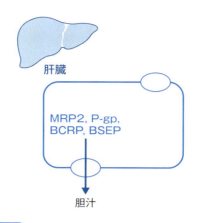

図6-9 胆汁中排泄に関与するトランスポーター

　P-gp, BCRPも胆汁中排泄に寄与していますので，P-gp基質，BCRP基質は胆汁中へ排泄されます．この胆汁中排泄の寄与は動物ではわかるのですが，ヒトでの寄与を評価するのは難しく，糞中排泄の結果から推定していることがほとんどです．分子量が大きな薬物が糞中に排泄される傾向があり，今後は糞中に排泄される薬物の研究も進むものと考えられます．

　最後に肝臓での毒性面について追加説明します．

　胆管側には胆汁酸トランスポーター（bile salt export pump, BSEP）も存在しています．このトランスポーターは言葉どおり胆汁酸を排泄します．このトランスポーターを薬物が阻害すると胆汁酸が胆汁に排泄されず，肝臓に溜まってしまいます．この状態を胆汁うっ滞といいます．胆汁酸は界面活性剤ですので高濃度では細胞傷害を起こす場合があります．生体物質である胆汁酸の排泄なので厳密には薬物動態ではないのですが，薬物間相互作用の1つとして捉えられていますので，追加で説明させていただきました．

参考文献

1) Draft Guidance for Industry - Pharmacokinetics in Patients with Impaired Renal Function – Study Design, Data Analysis, and Impact on Dosing and Labeling, Food and Drug Administration, 2010.
2) Draft Guideline on the evaluation of the pharmacokinetics of medicinal products in patients with decreased renal function, European Medicines Agency, 2014.

7 薬物間相互作用

1 のみ合わせ

　薬物間相互作用とはいわゆる薬ののみ合わせのことです．ある薬とある薬を一緒にのむと片方の薬物が代謝酵素やトランスポーターを阻害し，もう一方の薬物の血漿中濃度が高くなり，薬効が強く出たり，副作用が出たりします．逆に，血漿中濃度が低くなり，効果が出なかったりします．

　薬物間相互作用は，薬の効き方，副作用に大きな影響があり，薬物動態の中でも最も重要な問題の1つです．相互作用は，薬物だけでなく，牛乳のようにカルシウムの多いものでも起きる場合がありますし，セントジョーンズワート（別名 セイヨウオトギリソウ）というハーブでも起きます．「グレープフルーツジュースと一緒にのんではダメ」というのも有名な話です．

　薬物動態の吸収，分布，代謝，排泄のすべての過程に薬物間相互作用が起こりえます．新薬が販売されるまでに，ほかの薬との相互作用の試験を行い，安全性を確認します．代謝が阻害されて，血漿中濃度が高くなり過ぎて安全性に問題がある場合は併用禁忌になり，一緒にのまないように制限されます．

2 薬物間相互作用の2つのパターン

図7-1 に薬物動態全体の図を示しました．薬物間相互作用は，吸収，分布，代謝，排泄のすべての過程で起きますが，血漿中濃度推移に大きく関与する部分は2つに分けることができます．1つは，小腸における吸収と初回通過代謝，肝臓における初回通過代謝の初回通過の部分と，もう1つは，肝臓における代謝（肝臓への分布，胆汁中排泄），腎臓からの消失の循環血からの消失の部分です．最高血漿中濃度（Cmax）と半減期（$t_{1/2}$）の変化と考えていただくとわかりやすいと思います．

血漿中濃度推移の変化を 図7-2 に示しました．吸収の増加，小腸における初回通過代謝の低下，肝初回通過代謝の低下によりCmaxが上昇します．逆に，吸収の低下，小腸における初回通過代謝の増加，肝初回通過代謝の増加によりCmaxが低下します．肝臓における代謝・排泄の低下，あ

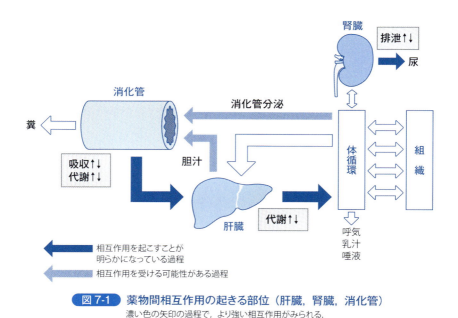

図7-1 薬物間相互作用の起きる部位（肝臓，腎臓，消化管）
濃い色の矢印の過程で，より強い相互作用がみられる．

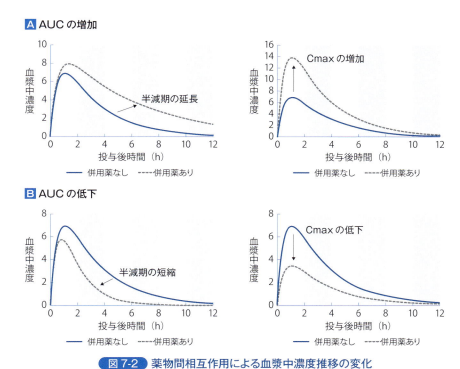

図 7-2　薬物間相互作用による血漿中濃度推移の変化

るいは腎臓における尿中排泄の低下により$t_{1/2}$が延長します．逆に肝臓における代謝・排泄の増加，あるいは腎臓における尿中排泄の増加により$t_{1/2}$が短縮します．Cmaxが増減する相互作用はバイオアベイラビリティ(F)が小さい薬物で起きます．Fが0.1の薬物でFが1になればCmaxが10倍増加します．Fが1に近い薬物では初回通過代謝そのものが少ないので，肝臓における阻害が起きた場合，$t_{1/2}$の延長が起きます．Cmaxが増加することにより効き過ぎるという現象がみられます．$t_{1/2}$が延長する場合では，効果の持続がみられます．睡眠薬では朝起きても眠いということが起きます．また，反復投与の場合，$t_{1/2}$が延長すると薬物濃度の蓄積が起き，副作用が起きる原因になる可能性があります．

3 代謝酵素の阻害と誘導

a 代謝酵素の阻害

　ある薬物Aを代謝する酵素が，ほかの薬物Bにより阻害されることによって，薬物Aの代謝が低下します（ 図7-3 ）．この阻害反応には，2種類あります．その1つは，薬物Bが代謝酵素を阻害し薬物Aの代謝が阻害される反応です．この阻害反応は一般的な反応で，阻害剤がなくなれば阻害もなくなります．もう1つの阻害反応は，阻害剤が酵素の周りからなくなっても阻害が持続する反応です．この阻害反応は，阻害剤の代謝物が代謝酵素に結合して，酵素の活性がなくなる反応です．代謝されればされるほど，酵素に結合し活性が低下します．代謝活性が時間とともに減少していくため，時間依存的な阻害（time dependent inhibition, TDI）と呼ばれます．代謝酵素が減って代謝活性がなくなるので，阻害剤がなくなっても新たに代謝酵素が生合成されるまで代謝活性が回復せず，持続的な代謝阻害がみられます．グレープフルーツジュースによるCYP3A4の阻害は，この持続するタイプの阻害です．

　グレープフルーツジュースによる代謝阻害は小腸で起き，肝臓での阻害はないといわれています．ですので，グレープフルーツジュースと併用してCmax，血漿中濃度-時間曲線下面積（AUC）の増加がみられた場合，その薬物はCYP3A4により小腸代謝されていると考察されます．この時間依

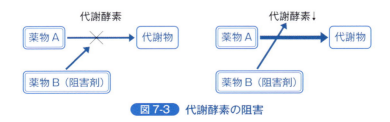

図7-3　代謝酵素の阻害

存的な阻害から回復するには数日以上かかります．この時間依存的な阻害は不可逆阻害（mechanism-based inhibition, MBI）と呼ばれます．厳密には意味が異なるのですが，阻害剤がなくなっても阻害が続いているという点では同じです．薬物自身が代謝されることにより代謝酵素が減っていくので，投与量を増やすと阻害されて減っていく酵素も増えるため，酵素活性が減っていき，見かけ上，投与量の増加よりもAUCの増加が大きいという非線形現象がみられることがあります．この濃度では非線形が出ないと考えられるのに，非線形現象が出た場合には，この時間依存的な阻害が原因ということもあります．

b｜代謝酵素の誘導

次に酵素誘導について説明します（図7-4）．薬をのみ続けると効かなくなるという現象があります．一部の薬物では代謝酵素の生合成を増やす作用があり，酵素が増えることによって薬物の消失が早くなります．その結果，血漿中濃度が低くなり効かなくなってしまいます．リファンピシンは代表的なCYP3A4の誘導剤です．リファンピシンは肝臓のCYP3A4を増加させますが，小腸のCYP3A4とP糖タンパク質（P-gp）も増加させます．CYP3A4の基質で小腸でも代謝される薬物は，小腸と肝臓の両者の誘導により大きくCmaxおよびAUCの低下を引き起こします．また，CYP3A4基質はP-gpの基質でもあることが多く，CYP3A4とP-gpの両者の誘導効果により，相乗的なCmax，AUCの低下がみられる可能性があります．酵

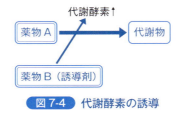

図7-4 代謝酵素の誘導

素誘導は，代謝酵素の生合成の亢進ですので，増えるまでに時間がかかり，誘導剤の投与をやめても元に戻るのに時間がかかります．CYP の誘導は誘導剤が細胞内の核内レセプターに結合して，酵素の生合成を増やします．AhR，CAR，PXR と略される 3 つの核内レセプターへの作用により CYP1A2，CYP2B6，CYP3A4 の 3 つの酵素が増加します．誘導メカニズムの詳細については本書では記載しませんのでほかの成書を参考にしてください．

トランスポーター阻害

トランスポーターは吸収，分布，排泄に寄与しています．

まずは小腸における相互作用から説明します．小腸には排出トランスポーターである P-gp が発現しており，吸収バリアーになっています．この排出トランスポーターを阻害すると，このトランスポーターにより排出されていた薬物が吸収されるようになり，吸収率が増加します．また，吸収に関わっていたトランスポーターが阻害されると，逆に吸収率が低下します．フェキソフェナジンやタリノロールといった薬物はオレンジジュースやアップルジュースにより OATP による吸収が阻害され吸収率が低下すると考えられています．

次に肝臓への分布阻害について説明します．コレステロールの合成を阻害するスタチン類は肝臓における OATP1B1 により取り込まれます．この取り込みをシクロスポリンが阻害し，血漿中濃度の増加を引き起こします．小腸における P-gp の阻害と肝臓における OATP1B1 の阻害のために併用禁忌になっている薬物がありますので，薬物間相互作用では，この 2 つのトランスポーター阻害に注意する必要があります．

腎臓にも分泌に関与するトランスポーターがあり，このトランスポーターが阻害されると薬物の消失が遅くなります．薬物間相互作用として OAT1，OAT3，OCT2，MATE1，MATE2-K，P-gp，BCRP の阻害があります．トランスポーターとしてほかにもありますが，臨床上注意する必

要があるトランスポーターを列挙しました．

タンパク結合の阻害

　薬物は血漿中のアルブミンといったタンパク質に結合しており，このタンパク結合がほかの薬物の結合により，結合率の低下を示すという相互作用があります．タンパク結合が阻害され非結合型薬物が増えると考えられますが，非結合型薬物は組織へ移行するため，非結合型濃度は変化しません．分布容積が小さい薬物では非結合型薬物が組織へ移行しないため，非結合型濃度が増加するので注意が必要です．

実際の相互作用の例

実際，どの程度の薬物間相互作用があるのかみていきましょう．
本書に記載している薬物の相互作用試験の情報は233件ありました．

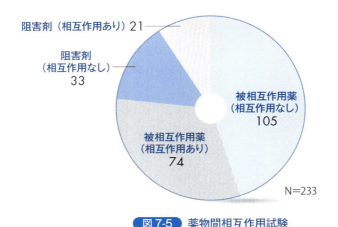

図7-5　薬物間相互作用試験

図7-5 に示すように，被相互作用薬（相互作用を受ける薬物）としての試験が多いです．ほかの薬物と併用して血漿中濃度が変化するかどうかをみています．最も影響を受けた薬物ではCmaxが28倍，AUCが82倍増加しており，その薬との併用は禁忌になっています．ののみ合わせは，危険だということです．薬物間相互作用が起きているかどうかの基準は食事の影響でも示したように，CmaxとAUCがほかの薬物と併用して，平均値が80～125％の範囲にあった場合を「相互作用なし」，この範囲を超えた場合を「相互作用あり」としました（ガイダンスでは平均値の比の90％信頼区間が80～125％の範囲なら「相互作用なし」としています[1-3]．ここでは平均値の比だけで分類しました）．

　世の中にはすでにCYP3A4などの代謝酵素を阻害する薬物がいくつか知られています．新薬として開発された場合，代謝酵素やトランスポーターの情報が得られてきます．その情報から，その薬は既知の阻害剤と併用すると相互作用を起こす可能性があると予想されます．そこで実際にどの程度の相互作用がみられるか，安全性はどうかということで，被相互作用薬として試験が行われます．図7-5 の「相互作用あり」の多くは，代表的な阻害剤あるいは誘導剤との併用試験です．「相互作用なし」となっている試験の多くは，その薬と併用される可能性の高い薬物との併用試験です．また，制酸剤やプロトンポンプ阻害剤との併用試験も行われています．制酸剤やプロトンポンプ阻害剤との併用試験では，Cmax，AUCの低下がみられており，溶解性の低下による吸収の低下と考えられます．被相互作用薬としての相互作用試験が多いのですが，阻害剤になる場合の相互作用試験も行われています．阻害剤になると今使っている薬物の副作用が強くなる可能性があり，リスクが大きくなります．新薬として開発される薬物は，できるだけ人種差や個体差が少なく，薬物間相互作用がない薬物が安全に有効に使用できる薬物が望まれます．創薬を担当される薬物動態研究者の貢献が期待されます．臨床開発では実際の薬物間相互作用の程度を把握し，その変化が許容できる範囲なのか，時間を空けてのめば回避できるのか，などを考えた上での用法・用量の設定が重要です．実際の臨床では，それ

らの情報をもとにした安全で適切な使用が望まれます．

　次に最も薬物間相互作用が問題となるCYP3A4基質についての薬物間相互作用をみてみましょう

　CYP3A4の代表的阻害剤であるケトコナゾールとの薬物間相互作用試験におけるCmaxとAUCの変化を 図7-6 に示しました．ケトコナゾールはP-gpも阻害しますので，P-gpの阻害による吸収の増加の薬物間相互作用も含まれます．点線は吸収・初回通過代謝が完全に阻害された場合のCmaxの変化を示しています．Fが0.2から1になればCmaxが5倍増加するということです．Fが小さい薬物ではより大きなCmaxの増加が認められると考えられますが，予想と違う結果が得られています．Fが低い原因にP-gpあるいはCYP3A4の寄与が小さいためと考えられます．

　話が少しそれますが，寄与率の説明をします． 図7-7 に示しましたがCYP3A4の寄与率の違うケースで考えます．尿中排泄が1，肝臓でのCYP3A4の代謝が9の割合で体から消失する場合（寄与率90%），CYP3A4の活性が阻害剤により完全に阻害されると10の能力で消失してい

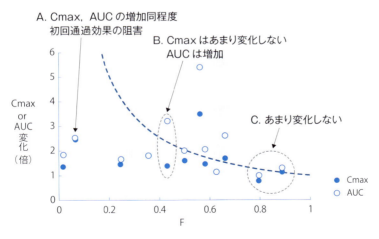

図7-6　ケトコナゾールとの併用によるCmaxとAUCの変化（阻害）
青色の点線は初回通過効果の阻害によるCmaxの最大変化

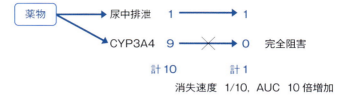

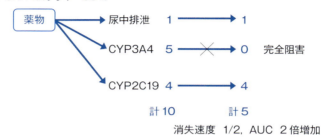

図7-7 薬物間相互作用による血漿中濃度推移の変化

たものが，尿中排泄の1のみになります．消失能力が1/10になったわけです．AUCは10倍増加します．CYP3A4の寄与率が50％の場合ではAUCの増加は2倍です．このように寄与率が高い場合に大きな変化を起こします．寄与率が低ければ変化率も小さいということになります．

では，図7-6 のデータに戻りましょう．ケトコナゾールは強力な阻害剤ですので，CYP3A4基質であれば併用するとAUCの増加がみえるはずですが，Fが0.8付近の2つの薬物は変化していません（C）．CYP3A4でも代謝されますが，主にCYP2D6とCYP2C19で代謝されるため変化率が小さかったと考えられます．Fが0.06の薬物はCmaxとAUCの変化率が同じです（A）．$t_{1/2}$の変化はみられていません．循環血からの消失にケトコナゾールは影響していないことになります．この薬物はCYP3A4の基質ではなくP-gpの基質です．P-gpの阻害による吸収率の増加によるCmaxの増加と考えられます．

次に F が 0.43 の薬物を見てください（B）．この薬物では Cmax は 1.4 倍の増加に対し，AUC が 3 倍増加しています．$t_{1/2}$ が延長して AUC を Cmax 以上に増加させたと考えられます．

次に Cmax，AUC が低下する場合です．制酸剤などとの併用により吸収が低下する場合は Cmax の低下とそれに対応した AUC の低下を起こします．Cmax，AUC が低下する場合の多くは酵素誘導です．代謝酵素である CYP のいくつかは薬物や食品の摂取により合成が盛んになり，増えていきます．タバコを吸うと CYP1A が増えます．セントジョーンズワートを摂ると CYP3A4 が増えます．

薬物としてはリファンピシンが有名で CYP3A4 を誘導します．CYP3A4 で代謝される薬物はリファンピシンとの併用で Cmax，AUC の低下がみられます．図7-8 にリファンピシンとの併用による Cmax，AUC の変化率を示しました．ケトコナゾールとの併用と同じように Cmax の低下よりも AUC の低下が大きいものは $t_{1/2}$ の短縮が示唆されます．リファンピシンも P-gp を誘導します．前述しましたケトコナゾールによる阻害試験で，P-gp の基質の Cmax と AUC が同程度増加していましたが，リファンピシンでも Cmax と AUC が同程度低下しています．小腸における P-gp の誘導による

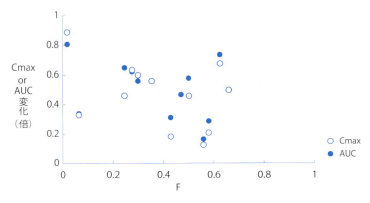

図7-8　リファンピシンとの併用による Cmax と AUC の変化（誘導）

ものと考えられます．

　リファンピシン投与によりCmaxが低下する薬物はCYP3A4あるいはP-gpの基質と考えられます．CYP3A4の寄与が大きい薬物ではケトコナゾールでAUCが増加し，リファンピシンで低下すると考えられます．この阻害と誘導の程度を 図7-9 に示しました．リファンピシンでAUCが1/3になった薬物では，逆数にして3倍として示しています．ケトコナゾールでのAUCの増加率とリファンピシンでの低下率に相関があります．ケトコナゾールでAUCが大きく変化する薬物では，リファンピシンでも大きなAUCの低下がみられることを示しています．このように相関するということは重要なことです．

　CYP3A4の寄与率が高い薬物は，ケトコナゾールで阻害されてAUCが増加し，リファンピシンで低下する．これは，ほかのCYP3A4を阻害する薬物や誘導剤でも同様のことがいえます．添付文書にはすべての薬物間相互作用が書かれているわけではありません．この薬物の消失経路に関与する酵素は何か，トランスポーターの関与，などの情報と併用する薬物の阻害の強さから推定することが必要になってきます．

　ここではCYP3A4の基質について説明しましたが，ほかのCYPの寄与率

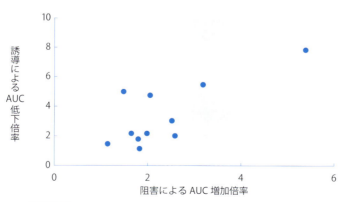

図7-9　ケトコナゾール併用とリファンピシン併用によるAUCの変化率の関係

が高い薬物でも同様のことが起きます．ある薬物の消失経路で寄与率が高い経路があるとその経路が阻害された場合，大きなAUCの変動が起きます．単代謝の薬物よりも多代謝経路で消失する薬物の方が安全といえます．遺伝子多型により寄与率の変動もありますので，消失経路についての情報は重要なものとなります．

参考文献
1）「医薬品開発と適正な情報提供のための薬物相互作用ガイドライン（最終案）」事務連絡 平成26年7月8日厚生労働省医薬食品局審査管理課．
2）Draft Guidance for Industry : Drug Interaction Studies —Study Design, Data Analysis, Implications for Dosing, and Labeling Recommendations, Food and Drug Administration, 2012.
3）Guideline on the investigation of drug interactions, European Medicines Agency, 2012.

付録 ― 薬剤情報

　本書執筆にあたり，2010〜2012年に国内で新規承認された経口剤の情報を調べました．その調査の中で，数はそれほど多くはありませんが，筆者も相場観を知ることができました．薬物動態の説明に直接関係するわけではないので本文中には示しておりませんが，相場観を知る上で参考になりそうな調査結果を付録として掲載します．

1｜1日の投与回数　付図1

　まずは1日の投与回数です．63％が1日1回です．睡眠薬など就寝前にのむものも1回に含まれます．1日2回は28％，1日3回は9％です．4回以上はありませんでした．利便性が悪いためでしょう．

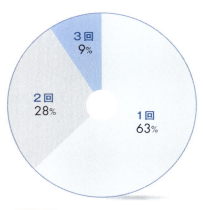

付図1　1日の投与回数（43薬物）

2｜異なる含量の製剤数　付図2

　ここからは製剤についてのデータです．まず含量の異なる製剤がどの程度あるかみてみました．25mg錠，50mg錠というように複数の製剤があるものがあります．1つの製剤で25mg錠を1回2錠のむのか，50mg錠を1錠のむのかということです．人により適切な用量が異なるとき，複数の製

剤があったほうが使いやすいということでしょう．また，製剤には割線が入っているものもあり，半分に割って調整することもできます．

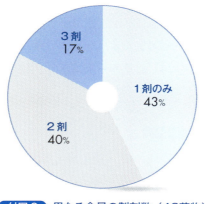

付図2　異なる含量の製剤数（42薬物）

3｜製剤の種類　付図3

　製剤の種類ですが，経口剤についての調査ですので基本的に錠剤です．フィルムコーティング錠が6割を占めます．言葉のとおり単に錠剤にした素錠（裸錠）の表面にコーティングしたものです．苦みや匂いなどが高分子膜でマスクされています．

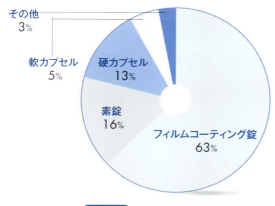

付図3　経口製剤の種類（42薬物）

4 | 製剤の大きさ 付図4

　長径と短径で示していることでおわかりかと思いますが，円形のものと長形のものがあります．ラグビーボールのような形のものや菱形のような形のものもありますが，多くは円形と長形です．大体 5mm 径以上で円形は 10mm まで，長形でも 15mm くらいまでです．これ以上大きくなるとのみにくくなるからでしょう．また，5mm 未満がないのは，小さ過ぎるとつかみにくいとか見失った際に探しづらいためだと思われます．割線が入っているものには 10mm 以下のものが多かったです．長径が長くなると厚みも増します．

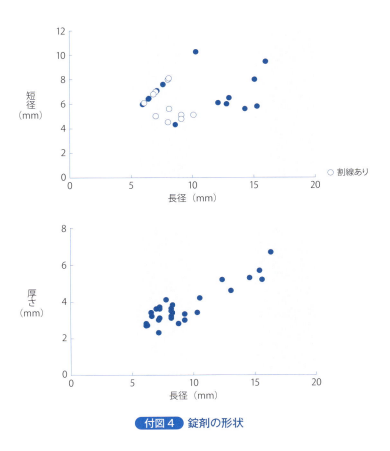

付図4　錠剤の形状

5 | 製剤の重量 付図5

　製剤の重さですが，長径が増せば重さも増すのは当然のことですが，0.2g以下の製剤が多いようです．また，重量における有効成分の比率ですが，20%以下が多いようです．なかには有効成分比率が90%のものもあります．逆に有効成分が数%でほとんどが賦形剤という錠剤もあります．

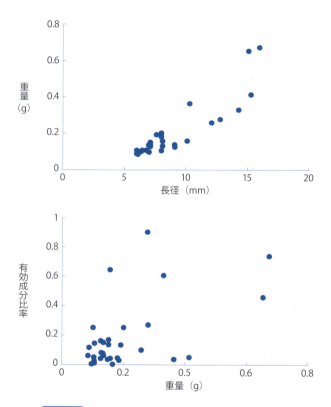

付図5 錠剤の重量と長径および有効成分比率との関係

6 | 薬物動態試験の被験者数 付図6

　これは薬物動態に関するデータです．添付文書に記載されている薬物動態試験の被験者数について調べました．6人が38％で一番多かったです．驚くことに21人以上のデータが16％もありました．

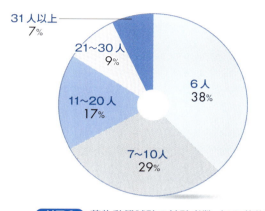

付図6　薬物動態試験の被験者数（42薬物）

参考図書

1) 「もっとわかる薬物速度論
   ―添付文書の薬物動態パラメータを読み解く―」
   加藤基浩著，南山堂，2010

2) 「薬物の消化管吸収予測研究の最前線」
   杉山雄一監／山下伸二，森下真莉子編，メディカルドゥ，2010

3) 「薬物代謝学 第3版」
   加藤隆一，山添 康，横井 毅編，東京化学同人，2010

4) 「医療薬物代謝学―医療薬学・医薬品開発の基礎として」
   鎌滝哲也，高橋和彦，山崎浩史編，みみずく舎，2010

5) 「臨床薬物動態学 改訂第4版」
   加藤隆一著，南江堂，2009

6) 「分子薬物動態学」
   杉山雄一，楠原洋之編，南山堂，2008

7) 「薬物動態の基礎 はじめての薬物速度論」
   加藤基浩著，南山堂，2008

8) 「薬と食の相互作用 上巻」
   澤田康文著，医薬ジャーナル社，2005

9) 「薬と食の相互作用 下巻」
   澤田康文著，医薬ジャーナル社，2005

10) 「医薬品の安全性」長尾 拓編，南山堂，2004

11) 「生物薬剤学 改訂第3版」
    林 正弘，谷川原祐介編，南江堂，2015

12) 「総合製剤学」杉山雄一，山本恵司編，南山堂，2000

索引
Index

欧文

ADME ······ 1
AGP (a_1-acid glycoprotein) ······ 51
AUC (area under the plasma-concentration time curve) ······ 14
a_1-酸性糖タンパク質 ······ 51
BCRP (breast cancer resistance protein) ······ 35, 55, 78, 85, 96
BCS (biopharmaceutics classification system) ······ 38
bioavailability ······ 15
BSEP (bile salt export pump) ······ 88
β-グルクロニダーゼ ······ 87
Cmax ······ 14
CES (carboxylesterase) ······ 61, 74
CV ······ 17
CYP (cytochrome P450) ······ 61
CYP1A2 ······ 72
CYP2C8 ······ 69, 72
CYP2C9 ······ 69, 73
CYP2C19 ······ 69, 73
CYP2D6 ······ 72
CYP3A4 ······ 69, 70
DMPK (drug metabolism & pharmacokinetics) ······ 1
Do (Dose Number) ······ 38
EM (extensive metabolizer) ······ 5, 72
FDA (Food and Drug Administration) ······ 31
Fg ······ 17
Fh ······ 17
FMO (flavin-containing monooxygenase) ······ 61, 73

GFR ······ 82, 85
IM (intermediate) ······ 72
Log D ······ 8
Log P ······ 8
MATE1 (multidrug and toxin extrusion 1) ······ 85, 96
MATE2-K (multidrug and toxin extrusion 2-K) ······ 85, 96
MBI (mechanism-based inhibition) ······ 95
MRP2 (multidrug resistance associated protein 2) ······ 36, 87
OAT1 (organic anion transporter 1) ······ 84, 96
OAT3 (organic anion transporter 3) ······ 85, 96
OATP1B1 (organic anion transporting peptide 1B1) ······ 56, 85, 96
OCT2 (organic cation transporter 2) ······ 96
P糖タンパク質 ······ 35, 78
P-gp (P-glycoprotein) ······ 35, 55, 78, 85, 96
P-gp基質 ······ 40
pH分配仮説 ······ 8
PK (pharmacokinetics) ······ 1
PM (poor metabolizer) ······ 5, 72
rule of five ······ 10
S-9 ······ 64
SLC (solute carrier) ······ 57
$t_{1/2}$ ······ 14
Tmax ······ 14
TDI (time dependent inhibition) ······ 94
UGT (UDP-glucronosyltransferase) ······ 61
UM (ultrarapid metabolizer) ······ 72

111

日本語

あ行

アセチル化 ·· 68
アミノ酸抱合 ·· 68
アルコール脱水素酵素 ··· 4
アルデヒド脱水素酵素 ··· 4
遺伝子多型 ·· 72
エステラーゼ ·· 74
1-オクタノール/水分配係数 ··································· 7

か行

核内レセプター ·· 96
加水分解 ·· 60
加水分解反応 ·· 67
可溶性画分 ··· 64
カルボキシルエステラーゼ ······························· 61, 74
肝アベイラビリティ ·· 17
還元 ··· 60
還元反応 ·· 66
吸収 ··· 25
吸収のメカニズム ·· 33
吸収率 ·· 16, 26, 38, 39
グルクロン酸転移酵素 ·································· 61, 74
グルクロン酸抱合反応 ·· 67
グルタチオン抱合 ·· 68
クレアチニンクリアランス (CLcr) ·························· 85
グレープフルーツジュース ···························· 42, 91, 94
経細胞路 ·· 33
血液精巣関門 ·· 56
血液胎盤関門 ·· 56
血液脳関門 ··· 56
血漿中濃度 ··· 13
血漿中濃度-時間曲線下面積 (AUC) ······················ 14
血清中濃度 ··· 13
血中濃度 ·· 13
ケトコナゾール ··· 99, 100
後発医薬品 ··· 15

さ行

最高血漿中濃度 (Cmax) ····································· 14
最高血漿中濃度到達時間 (Tmax) ························· 14
サイトソール ··· 63, 64, 74
細胞画分 ·· 63
細胞間液 ·· 48
細胞間隙路 ··· 33, 48
細胞膜 ·· 6
酸化 ··· 60
酸化反応 ·· 64
ジェネリック医薬品 ·· 15
時間依存的な阻害 ·· 94
糸球体ろ過 ··· 80
糸球体ろ過速度 (GFR) ································· 82, 85
脂質二重層 ·· 6
シトクロムP450 ·· 61, 64, 68
小腸アベイラビリティ ··· 17
小腸代謝 ·· 42
初回通過効果 ·· 26, 40
初回通過代謝 ·· 26, 40, 92
食後 ··· 27
食事の影響 ··· 27
食前 ··· 27
食間 ··· 27
腎クリアランス ··· 82
制酸剤 ··· 98
生物学的利用率 ··· 15
生理学的モデル ··· 48
絶対的バイオアベイラビリティ ······························ 16
線形 ··· 44
線形性 ··· 44
全身クリアランス (CL) ·· 41
セントジョーンズワート ································· 91, 101
相対的バイオアベイラビリティ ······························ 16
促進拡散 ·· 34
速度のバイオアベイラビリティ ······························ 30

た行

第1相反応 …………………………………………… 60
第2相反応 …………………………………………… 60
代謝 …………………………………………………… 59
脱アルキル化反応 …………………………………… 64
単回投与 ……………………………………………… 17
胆汁うっ滞 …………………………………………… 88
胆汁酸トランスポーター …………………………… 88
胆汁中排泄 ……………………………………… 77, 87
単純拡散 ……………………………………………… 34
タンパク結合 ………………………………………… 51
蓄積係数 ……………………………………………… 18
腸内細菌 ………………………………………… 66, 87
定常状態 ……………………………………………… 18
トラフ値 ……………………………………………… 18
トランスポーター ………………… 34, 37, 49, 54, 96
取り込みトランスポーター ……………………… 37, 54

な行

尿中排泄 ……………………………………………… 80
能動輸送 ……………………………………………… 34

は行

バイオアベイラビリティ ……………………… 15, 26
排出トランスポーター …………………………… 37, 54
排泄 …………………………………………………… 77
排泄経路 ……………………………………………… 77
半減期（$t_{1/2}$）………………………………… 14, 19
反応性代謝物 ………………………………………… 62
反復投与 ……………………………………………… 18
非結合型分率 ………………………………………… 52
非線形 ………………………………………………… 44
非線形性 ……………………………………………… 44

ビリルビン …………………………………………… 87
不可逆阻害 …………………………………………… 95
フラビン含有モノオキシゲナーゼ ……………… 61, 73
プロドラッグ ………………………………………… 43
プロトンポンプ阻害剤 ……………………………… 98
分布 …………………………………………………… 47
分布容積（Vd）………………………………… 14, 49
米国食品医薬品局 …………………………………… 31
崩壊 …………………………………………………… 25

ま行

ミクロソーム ……………………………… 63, 64, 68
メチル化 ……………………………………………… 68
モノオキシゲナーゼ型 ……………………………… 70

や行

薬物間相互作用 ……………………………………… 91
薬物代謝 ……………………………………………… 59
薬物動態 ……………………………………………… 1
薬物動態パラメータ …………………………… 14, 21
野生型 ………………………………………………… 72
油水分配係数 ………………………………………… 7
輸送担体 ……………………………………………… 34
溶解 …………………………………………… 25, 30
溶解性の指標 ………………………………………… 8
溶解速度 ……………………………………………… 31
溶解度 …………………………………………… 8, 31

ら行

リファンピシン ………………………………… 95, 101
量のバイオアベイラビリティ ……………………… 15
ルール・オブ・ファイブ …………………………… 10

113

著者紹介

加 藤 基 浩
Kato Motohiro

略　歴　　1962年　愛知県生まれ

　　　　　　1987年　広島大学大学院修了
　　　　　　　　　　中外製薬株式会社に入社

　　　　　　1999年　東京大学にて博士（薬学）取得

　　　　　　現在，中外製薬株式会社で非臨床薬物動態研究従事

所属学会　日本薬学会，日本薬物動態学会（評議員），

　　　　　　International Society for the Study of Xenobiotics

受　賞　　日本薬物動態学会奨励賞受賞（2005）

　　　　　　日本薬物動態学会年会インパクト賞受賞（1998）

　　　　　　日本薬物動態学会ベストポスター賞受賞
　　　　　　　〔1999，2003，2004（共同実験者），
　　　　　　　2006（共同実験者），2010（共同実験者），
　　　　　　　2011（共同実験者），2015（共同実験者）〕

著　書	
(分担執筆)	

著　書
(分担執筆)

「もっとわかる薬物速度論
　－添付文書の薬物動態パラメータを読み解く－」
　　南山堂，2010（単著）

「創薬技術の革新：
　マイクロドーズからPET分子イメージングへの新展開」
　　メディカルドゥ，2010

「Enzyme- and Transporter-Based Drug-Drug
　Interactions : Progress and Future Challenges」
　　Springer, 2010

「薬物の消化管吸収予測研究の最前線」
　　メディカルドゥ，2010

「分子薬物動態学」南山堂，2008

「薬物動態の基礎　はじめての薬物速度論」
　　南山堂，2008（単著）

「最新創薬学 2007
　－薬物動態学特性の解析は創薬のキーワード－」
　　メディカルドゥ，2007

「マイクロドーズ臨床試験　理論と実践」じほう，2007

「創薬動態」日本薬物動態学会，2007

「エリスロポエチンのすべて」メディカルレビュー社，2005

「摘出ヒト組織・細胞を用いた非臨床研究」
　　エル・アイ・シー，2005

「薬物動態解析入門－はじめての薬物速度論」
　　パレード，2004（単著）

「次世代ゲノム創薬」中山書店，2003

「ファーマコキネティクス－演習による理解」南山堂，2003

「医薬品開発における薬物動態研究」じほう，1998

薬物動態のイロハ　　　　　　　　　　　Ⓒ 2016
　　　　　　　　　　　定価（本体 1,900 円＋税）

2016 年 2 月 1 日　1 版 1 刷

　　　　　　　著　者　加　藤　基　浩
　　　　　　　　　　　　　か　とう　もと　ひろ
　　　　　　　発行者　株式会社　南　山　堂
　　　　　　　　　　　代表者　鈴　木　肇

〒 113-0034　東京都文京区湯島 4 丁目 1-11
　　　TEL 編集(03)5689-7850・営業(03)5689-7855
　　　　　　振替口座　　00110-5-6338
ISBN 978-4-525-72741-3　　　　　　Printed in Japan

本書を無断で複写複製することは，著作者および出版社の権利の侵害となります．
JCOPY　＜(社)出版者著作権管理機構　委託出版物＞
本書の無断複写は著作権法上での例外を除き禁じられています．複写される場合は，
そのつど事前に，(社)出版者著作権管理機構（電話 03-3513-6969，FAX 03-3513-6979，
e-mail: info@jcopy.or.jp）の許諾を得てください．

スキャン，デジタルデータ化などの複製行為を無断で行うことは，著作権法上での
限られた例外（私的使用のための複製など）を除き禁じられています．業務目的での
複製行為は使用範囲が内部的であっても違法となり，また私的使用のためであっても
代行業者等の第三者に依頼して複製行為を行うことは違法となります．